常见病症古代名家医案选评丛书

总主编　盛增秀

盛增秀全国名老中医药专家传承工作室
组织编写

胸痹医案专辑

朱杭溢　编撰

人民卫生出版社

图书在版编目（CIP）数据

胸痹医案专辑／朱杭溢编撰.—北京：人民卫生
出版社,2019

（常见病症古代名家医案选评丛书）

ISBN 978-7-117-28126-3

Ⅰ.①胸… Ⅱ.①朱… Ⅲ.①心痛（中医）-中医治疗
法-医案-汇编 Ⅳ.①R249.1

中国版本图书馆 CIP 数据核字（2019）第 030569 号

人卫智网	www.ipmph.com	医学教育、学术、考试、健康,
		购书智慧智能综合服务平台
人卫官网	www.pmph.com	人卫官方资讯发布平台

胸痹医案专辑

编　　撰：朱杭溢
出版发行：人民卫生出版社（中继线 010-59780011）
地　　址：北京市朝阳区潘家园南里 19 号
邮　　编：100021
E-mail：pmph @ pmph.com
购书热线：010-59787592　010-59787584　010-65264830
印　　刷：北京铭成印刷有限公司
经　　销：新华书店
开　　本：850×1168　1/32　印张：6
字　　数：97 千字
版　　次：2019 年 3 月第 1 版　2019 年 3 月第 1 版第 1 次印刷
标准书号：ISBN 978-7-117-28126-3
定　　价：28.00 元

打击盗版举报电话：010-59787491　E-mail：WQ @ pmph.com
　（凡属印装质量问题请与本社市场营销中心联系退换）

常见病症古代名家医案选评
丛书编委会

总 主 编　盛增秀

副总主编　江凌圳　竹剑平　王　英

编　　委（以姓氏笔画为序）

王　英　白　钰　冯丹丹

朱杭溢　竹剑平　庄爱文

江凌圳　李荣群　李晓寅

沈钦荣　陈永灿　高晶晶

盛增秀

学术秘书　庄爱文

本案由本书编委、知名书法专家沈钦荣题录

总　序

　　近代国学大师章太炎尝谓："中医之成绩，医案最著。 欲求前人之经验心得，医案最有线索可寻，循此钻研，事半功倍。"清代医家周学海也曾说过："宋以后医书，唯医案最好看，不似注释古书之多穿凿也。 每部医案中，必有一生最得力处，潜心研究，最能汲取众家之所长。"的确，医案是历代医家活生生的临证记录，最能反映各医家的临床宝贵经验，堪称浩瀚祖国医学文献中的宝中之宝，对临证很有指导意义和实用价值。 如清代温病学大家吴鞠通所撰《温病条辨》，他将散见于叶天士《临证指南医案》中有关温病的理、法、方、药和经验，列成条文的形式，汇入该书之中。 据不完全统计，《温病条辨》从《临证指南医案》的处方或加以化裁的约90余方，如桑菊饮、清宫汤、三香汤、椒梅汤等均是。举此一端，足见前人医案对后世影响之深远。 众所周知，中医有关医案的文献资料极其丰富多彩，其中不乏医案专著，但自古迄今，国内尚缺乏一套集常见病症古代名家医案于一体并加以评议发挥的系列丛书，因而给查阅和临床参考应用带来不便，以致传统医案精华未能得到充分利用。有鉴于此，我们在深入调研、广搜文献资料基础上，精选清末（1911年）以前（个别是清末民初）名家的医案，并加以评议，编写了一套《常见病症古代名家医案选评丛书》。

本套系列丛书，以每一病症为一单元而编成专辑，包括中风、眩晕、泄泻、肿胀、瘟疫、咳嗽、哮喘、不寐、痹证、胃脘痛、惊悸、黄疸、胸痹、头痛、郁证15个专辑，堪称鸿篇巨制，蔚为大观。

本丛书体例以病症为纲，将名家医案分类后归入相应专辑，每案注明出处，"评议"务求客观准确，且融以编者的心得体会和临床经验，着力阐发辨证施治要点，辨异同，明常变，有分析，有归纳，使人一目了然，从中得到启发。

丛书由全国名老中医药专家盛增秀任总主编。所在单位浙江省中医药研究院系浙江省中医药文化重点学科建设单位，又是国家中医药管理局中医文献学重点学科建设单位。大多数编写人员均长期从事文献整理研究工作，既往对古代医案的整理研究已取得了较大成绩，曾出版《重订王孟英医案》《赤厓医案评注》等书，受到读者欢迎。

本丛书具有以下几个特点：

一是本着"少而精"的原则，主要选择内科临床常见病症予以编写，这样能突出重点，实用性强。

二是本书是系列丛书，每一病症单独成册（专辑），读者既可购置全套，又可根据需求选购一册。

三是全书每则医案加"评议"，有分析，有发挥，体现出继承中有发扬，整理中见提高。

医案在很大程度上反映一个医生的技术水平和治学态度。时下，不少医生书写医案粗枝大叶，不讲究理、法、方、药的完整性和一致性。更有甚者，有些医生处方东拼西凑，喜欢开大方、开贵重药品，有失配伍法度。本丛书所选名家医案，对读者临证书写医案有重要的指导和借鉴作用，有利于提高诊疗能力和学术水平。此外，也为教学、科研和新药的开发提供珍贵的参考文献。

限于水平，书中缺点和不足之处在所难免，祈求读者指正。

盛增秀全国名老中医药专家传承工作室
2019 年 1 月

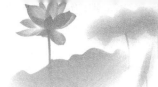

前　言

　　本专辑选录了古代名家胸痹医案予以评议，有鉴于胸痹与心痛两种病症，从西医学观点来看，其临床表现有类似之处，大多系冠心病、心绞痛等心血管疾患，因此书中也包含部分心痛医案，这样对现代临床似更切合实用。但值得指出的是，古代医籍中所称的"心痛"往往与"胃痛"相混淆，有鉴于此，我们特做了必要的取舍，即将原古籍中归于心痛医案中的胃痛医案，除了可供两者鉴别诊断的医案予以保留外，余皆排除不录。兹将编写中的有关问题，概述于下：

　　一、每则医案的标题系编者所加，系针对该案的病种、病因、病机和治法等，加以提炼而成，旨在提挈其要领，突出其特色，起到提示作用。

　　二、每案先录原文，并标明出处。根据笔者的学习心得，结合临床体会，对该案进行评议，也有数案同评者。力求评析精当，旨在阐发辨证施治要点和处方用药的特色，辨异同，明常变，有分析，有归纳，使人一目了然，从中得到启迪。

三、对少数难读难解的字和词予以注释、注音，解释力求准确妥帖，文字简洁明白，只注首见处，复出者恕不再注。

四、由于所辑医案时代跨度较大，其作者生活的地点亦不相同，因此对于同一药物，称谓不甚统一，为保存古书原貌，不便用现代规范的药名律齐。

五、文末附本书编委所撰论文 4 篇，希冀加深读者对胸痹医案（含部分心痛医案）的理解，以供参考。

六、古代医案中有些药物如犀角、虎骨等现在已禁用或不用，读者可寻求替代品，灵活变通为是。

最后需要说明的是，古医籍中有关胸痹医案记载较少，故本专辑从实际出发，不在于文字之多寡，以突出实用为原则。

诚然，笔者在编撰本书时花了很多精力，力求保证书稿的质量，但限于水平，书中缺点和不足之处在所难免，敬请读者指正。

朱杭溢

2019 年 1 月

目　录

心无所养心痛案 ……………………………………… 1

胸痹单方治验 ………………………………………… 2

饮食停滞心痛案 ……………………………………… 2

王夫人心痛虚证案 …………………………………… 3

心脾虚痛治验案 ……………………………………… 4

怔忡心痛案 …………………………………………… 5

气郁痰凝心痛案 ……………………………………… 5

气虚血瘀心痛案 ……………………………………… 6

胸中阳气不通三例案 ………………………………… 7

失血心痛案 …………………………………………… 9

浊阴凝洹胸痹案 …………………………………… 10

阳气不运胸痹案 …………………………………… 10

清阳失展胸痹案 …………………………………… 11

气机不降胸痹案 …………………………………… 12

痰气凝结胸痹案 …………………………………… 13

胸脘阻痹案 ………………………………………… 13

肝郁气逆胸痹案 ……………………………… 14

痰浊阻肺胸痹案 ……………………………… 15

痰饮上犯胸痹案 ……………………………… 16

痰饮阻滞胸痹案 ……………………………… 17

肺气不利胸痹案 ……………………………… 18

血伤入络胸痹案 ……………………………… 18

闻雷被惊胸痹案 ……………………………… 19

积劳损阳心痛案 ……………………………… 20

脾厥心痛案 …………………………………… 20

辛燥劫阴心痛案 ……………………………… 21

气滞血阻心痛案 ……………………………… 22

阳虚浊逆致心胸痛案 ………………………… 23

阳不转旋胸痹案 ……………………………… 23

肝郁化火心痛案 ……………………………… 24

积劳营虚心痛案 ……………………………… 25

操持经营扰动神机胸痹案 …………………… 25

积劳心痛案 …………………………………… 26

清阳不展胸痹案 ……………………………… 26

痞积胸痹案 …………………………………… 27

血气心痛治验案 ……………………………… 28

胸中痞急胸痹案 ……………………………… 28

寒积心痛案 …………………………………… 29

肝厥胸痛案 ……………………………………… 30

络脉窒塞心痛案 ………………………………… 31

阴虚阳亢头疼心痛案 …………………………… 32

郁怒致心痛案 …………………………………… 32

气郁上逆心痛案 ………………………………… 33

血虚有寒心痛案 ………………………………… 34

气血虚寒心痛案 ………………………………… 35

血瘀心痛案 ……………………………………… 35

肾厥心痛案 ……………………………………… 36

蛔厥心痛案 ……………………………………… 37

火盛心痛案 ……………………………………… 38

胃脘痛似心痛案 ………………………………… 38

胸痹兼夹燥气新感案 …………………………… 39

肝火上炎心痛案 ………………………………… 40

食积心痛案 ……………………………………… 41

气滞血瘀心痛案 ………………………………… 42

火热心痛案 ……………………………………… 43

中焦虚寒心痛案 ………………………………… 43

上焦气阻胸痹案 ………………………………… 44

痰气互结心痛案 ………………………………… 45

肝气夹瘀心痛案 ………………………………… 46

痰瘀互阻胸痹案 ………………………………… 47

真热假寒心痛案 ·························· 47

心脾血虚心痛案 ·························· 49

清阳失旷胸痹案 ·························· 49

痰阻中焦胸痹案 ·························· 50

中焦虚寒胸痹案 ·························· 51

火逆心痛案 ······························ 52

心痛欲死验案 ···························· 53

寒气侵入心经心痛案 ···················· 53

火热心痛案 ······························ 54

寒积胸痹案 ······························ 55

凉燥胸痹案 ······························ 55

浊阴上攻胸痛案 ·························· 57

食积气阻胸痹案 ·························· 58

胸痹营伤误治案 ·························· 59

痰浊上犯胸痹案 ·························· 60

胸痛疑似案 ······························ 60

气机郁滞胸痹案 ·························· 61

胸痹误用辛燥案 ·························· 62

寒滞中焦胸痹案 ·························· 63

胸痹气郁化火案 ·························· 64

太阳伤寒胸痹案 ·························· 64

瓜蒌薤白半夏汤治案 ···················· 65

痰浊阻痹治案 …………………………………………… 65

瓜蒌薤白汤治案 ………………………………………… 66

泄浊通痹案 ……………………………………………… 67

寒饮积中气机窒塞胸痹案 ……………………………… 67

心阳不布心痛案 ………………………………………… 68

胸痹心痛误攻案 ………………………………………… 69

肝气犯胃胸痹案 ………………………………………… 71

胸痹验案 ………………………………………………… 72

真心痛案 ………………………………………………… 73

脾胃虚寒胸痹案 ………………………………………… 74

真寒假热心痛喉痛案 …………………………………… 74

胸痹喉痛误服凉药案 …………………………………… 76

真心痛不救案 …………………………………………… 77

真心痛验案 ……………………………………………… 78

气郁真心痛案 …………………………………………… 79

胸阳不舒胸痹案 ………………………………………… 80

胸痹秋燥兼治案 ………………………………………… 81

胸痹夹痰上逆案 ………………………………………… 81

胸痹咳嗽并治案 ………………………………………… 82

胸痹湿痰内阻案 ………………………………………… 83

胸痹湿浊在里案 ………………………………………… 83

胸痹湿痰阻气案 ………………………………………… 84

肺气不宣胸痹案 …………………………… 85

痰饮上犯胸痹案 …………………………… 86

痰湿内阻胸痹案 …………………………… 86

脘下结痞胸痹案 …………………………… 87

胸阳失旷心痛案 …………………………… 88

肝厥心痛案 ………………………………… 89

肝郁化火心痛案 …………………………… 90

阴霾上逆发为胸痹案 ……………………… 90

食积胸痹案 ………………………………… 92

附论文 ……………………………………… 95

冠心病中医治法集粹 ……………………… 95

胸痹心痛古代文献撷菁 …………………… 121

瓜蒌薤白白酒汤的方药研究概述 ………… 153

名老中医盛增秀胸痹验案说解 …………… 166

❀ 心无所养心痛案 ❀

一妇人血崩兼心痛三年矣，诸药不应，每痛甚，虚症悉具，面色萎黄。余曰：心主血，盖由去血过多，心无所养，以致作痛，宜用十全大补汤，参、术倍之。三十余剂稍愈，百余剂全愈。（《校注妇人良方》）

❀【评议】 心痛是胸脘部疼痛的统称，出自《灵枢·经脉》，泛指心脏本身病损所致的一种病证，古人将胃脘痛也称为心痛，需要注意鉴别。真心痛临床症状为突然发作的胸骨中段之后或胸骨上段压榨性疼痛，可放射至下颌、左肩、左上肢内侧，直至左腕、无名指、小指，也可向下放射至上腹部，有时放射至颈部、咽部等处，常伴有出汗、面色苍白并被迫停止活动。此外，年轻人在成长过程中，心血管和心肌发育不协调导致的生长痛，一般一个年龄段之后会自然消除疼痛感，故无需担心。陈自明谓："妇人血崩而心痛甚，名曰杀血心痛，由心脾血虚也。"所谓"杀血心痛"，是指妇女因血崩或小产下血过多而出现心痛的病证。此案确属去血过多，心无所养而致心痛。十全大补汤为甘温补养气血之剂，重用参、术为补气健脾，以助生化之源，气血渐充，故厥疾得瘳。

❋ 胸痹单方治验 ❋

古者患胸痹者，心中急痛，锥刺不得，蜀医为胸府有恶血故也，遂生韭数斤捣汁，令服之，即果吐出胸中恶血，遂瘥。（《名医类案》）

❋【评议】 此为瘀血闭阻心脉，症见心胸疼痛较剧，如刺如绞，痛有定处，伴有胸闷，日久不愈，或可由暴怒而致心胸剧痛。治当活血化瘀，通脉止痛。韭菜辛温微酸，逐停痰，行气，散瘀血。《本草纲目》记载："韭捣汁服，治胸痹刺痛如锥，即吐出胸中恶血，甚验。"《孟诜方》谓："治胸痹，心中急痛如锥刺，不得俯仰，自汗出，或痛彻背上，不治或至死：生韭或根五斤（洗），捣汁。灌少许，即吐胸中恶血。"与此案可相互印证。此等单方，值得重视。

❋ 饮食停滞心痛案 ❋

族侄妇戴氏，两寸脉滑大，两尺沉微，心痛彻背，背痛彻心，甚则必探吐其食乃已。近来每一痛必七日，仅进白水，粒食不能进，进则吐而痛更加，七日后痛渐已。如此者十七年所矣。始则一年两发，又一年六七发。今则一月一发。以积气丸治之，不终剂

而断根。(《孙文垣医案》)

❀【评议】《金匮要略·胸痹心痛短气病脉证治》指出"胸背痛""心痛彻背"是胸痹心痛的主要症状。是患"心痛彻背，背痛彻心"已反复发作十七载，据其脉象两寸滑大，上焦痰饮积滞可知。积气丸出《太平惠民和剂局方》，由巴豆、桃仁、附子、米醋、大黄、干漆、木香、鳖甲、三棱、肉桂、硇砂、朱砂、麝香等组成，主治痰饮停留，气积不散而致的胸胁支满、心腹引痛等症，用于本例，堪称药证相符，自能获效。

❀ 王夫人心痛虚证案 ❀

昔年予过曲河，适王宇泰夫人病心口痛甚，日夜不眠，手摸之如火。予问用何药？曰：以大剂参、归补之，稍定，今尚未除也。曰：得无有火或气乎？宇泰曰：下陈皮及凉药少许，即胀闷欲死。非主人精医，未有不误者。予又存此公案，以告世之不识虚实而轻执方者。(《先醒斋医学广笔记》)

❀【评议】 此案心痛为气血大虚之证，故以大剂参、归补之稍定，而下陈皮及凉药少许即胀闷欲死，虚实务必辨清以免误治。《黄帝内经》"无盛盛无虚虚而遗人夭殃"，早有明训。惜脉证过于简略，测症当有胸闷气短，动则喘息，心悸且慌，倦怠乏力，或懒言，面色白，或易汗出等。治法宜补养心气而振胸阳。案中王宇泰者，为明代医家王肯堂，与缪仲淳（《先醒斋医学广笔记》作者）相交甚厚。

心脾虚痛治验案

邑宰章生公，南都应试。时八月初五日，心脾痛甚，食饮皆废。诊其两寸，涩而无力。与大剂归脾汤加人参三钱，官桂二钱。生公曰：尝闻痛无补法，骤补实所不敢，得无碍场期乎？余曰：第①能信而服之，敢力保其无碍。若误投破气与寒凉，其碍也必矣。遂煎服之，不超时而痛减；续进一剂，痛竟止，而场事②获峻。（《脉诀汇辨》）

【评议】《医学心悟》云："虚痛者，心悸怔忡，以手按之则痛止，归脾汤主之。"本案属心脾虚痛之证，两寸涩而无力者，为上焦气虚血滞之象。治用归脾汤以益气补血，健脾养心，加人参、官桂以助温补阳气之力。患者对此治疗颇有疑虑，谓"尝闻痛无补

---

① 第：尽管。
② 场事：指科举考试。

法，骤补实所不敢"。医者晓之以理，投剂果获捷效，说明医患之间协作的重要性。

怔忡心痛案

一人心疼，昼夜不已，间作怔忡之状。用人参一钱五分、白芍二钱、甘草五分、当归二钱、青皮一钱、白蔻八分、石菖蒲五分、白茯苓一钱、远志五分、炒盐一匙，二服顿瘳。(《东皋草堂医案》)

【评议】 心痛时作，兼有心悸怔忡，以方测证，当属气血不足，心失所养，气机不畅，不通则痛引起的心痛怔忡之证。故用人参、当归补养气血，青皮、白蔻疏通气机，白芍、甘草缓急止痛，菖蒲、茯苓、远志宁心定悸。诸药相配，共奏养心止痛定悸之功效。

气郁痰凝心痛案

一妇人心头痛，切脉辨色，谛其为气郁痰凝也。用神授烧脾散投之：藿香、半夏、草蔻、青皮、良姜、延胡、厚朴、陈皮、石菖蒲、五灵脂、蚌粉、干姜、砂仁、神曲、麦芽、炒盐、赤芍，共为末，姜一

片，葱白一个，煎汤，敷麻油少许，调末药吞下，立愈。(《东皋草堂医案》)

【评议】 证属气郁痰凝，当有心胸满闷，时欲太息，遇情怀不畅则诱发、加剧，或可兼有脘胀，得嗳气、矢气则舒等症。治宜疏调气机，理脾消痰。烧脾散出《太平惠民和剂局方》，用治脾胃虚弱，久寒积冷，心气脾痛等症。本例因气郁痰凝而引起心痛，故用本方加味以增强行气消痰之力。其中蚶粉一味，即瓦楞子。这里更值得一提的是，方中良姜、石菖蒲两味，据《东垣试效方·心胃及腹中诸痛论》谓："厥心痛者，乃寒邪客于心包络也。前人以良姜、菖蒲大辛热之味，末之，酒醋调服，其痛立止。"很值得借鉴，且具有研制开发治疗"心痛"(心绞痛)新药的价值。

气虚血瘀心痛案

一妇人，胸连背刺痛，群然以为箭风矣，及切其脉涩，知其有瘀血也。用延胡索、蓬术、五灵脂、草豆蔻、青皮、归须、橘红、枳实、甘草、木香，作散，每服五钱，四日痛止，而左脉大虚，作怔忡之状，此血去无以养心也。又定后方：人参、归身、白

术、茯神、枣仁、远志、熟地、甘草、白芍、丹皮、香附，水煎吞。(《东皋草堂医案》)

❀【评议】 胸连背刺痛，痛有定处，脉涩，为血瘀心痛明矣。首方以延胡、蓬术、归须、五灵脂活血祛瘀，配豆蔻、青皮、橘红、枳实、木香疏通气机，取"气行则血行"之意，共奏行气活血，散瘀止痛之效；痛止乃用调补气血，养心安神以培本。攻补之投，井然有序，实可效法。

❀ 胸中阳气不通三例案 ❀

胸背为阳之分，痹着不通，当通其阳，盖阳不外行而郁于中，则内反热而外反寒。通阳必以辛温，而辛温又碍于脏气，拟辛润通肺以代之。

紫菀三两煎汤服

诒按：此巧法也。特未知效否若何？(《(评选)静香楼医案》)

❀【评议】《金匮要略》云："夫脉当取太过不及，阳微阴弦，即胸痹而痛，所以然者，责其极虚也。今阳虚知在上焦，所以胸痹心痛者，以其阴弦故也。"治疗多以辛温通阳或温补阳气为治疗大法。喻嘉言云："胸中阳气如离照当空，旷然无外，设地气一上，则窒塞有加，故知胸痹者，阳气不用，阴气上逆之候也。然有微甚不同，微者但通其不足之阳于上焦，甚者必驱其厥阴之阴于下焦。"本案为胸痹轻证，为胸背阳气不舒，仅以紫菀肃肺通腑化痰以宣通胸阳为治。

胸中为阳之位，阳气不布，则窒而不通。宜温通，不宜清开，愈开则愈窒矣。

桂枝　茯苓　干姜　炙草　益智仁

诒按：再参入开痹之品，如杏、菀、橘、桔等，似更灵动。（《（评选）静香楼医案》）

【评议】《类证治裁·胸痹》："胸痹胸中阳微不运，久则阴乘阳位而为痹结也，其症胸满喘息，短气不利，痛引心背，由胸中阳气不舒，浊阴得以上逆，而阻其升降，甚则气结咳唾，胸痛彻背。夫诸阳受气于胸中，必胸次空旷，而后清气转运，布息展舒。胸痹之脉，阳微阴弦，阳微知在上焦，阴弦则为心痛。以《金匮》《千金》均以通阳主治也。"本案为胸中阳气不通，治用辛温通阳利浊之法。益智仁一味，味辛性温，有温下焦、摄痰涎之功。柳宝诒按值得参考。

食入则胸背痞塞作胀，噫气不舒。此阳气不通，宜辛通之法。

草蔻仁　半夏　桂枝　茯苓　干姜　炙草

诒按：此证亦与胸痹相似。（《（评选）静香楼医案》）

⊛【评议】 食入胸背痞塞作胀，嗳气不舒，除阳气不运，更有阴气痰浊上犯，较上案为甚，治用通阳散结，豁痰下气。方中草蔻仁味辛，性温，入脾，有芳香气味，辛散通温，长于理气，能行散脾气壅遏；半夏性味辛温，《别录》谓其"消心腹胸膈痰热满结"；桂枝温经通脉；茯苓性味甘、淡，功能健脾去湿；干姜性味辛、热，有温散通脉作用；炙草补益心气。全方共奏温经散寒，活血通痹之效。此外，本案尚可加瓜蒌、薤白，通阳开痹。疼痛较著者，可加延胡索、郁金活血理气定痛。若疼痛剧烈，心痛彻背，背痛彻心，痛无休止，伴有身寒肢冷，气短喘息，脉沉紧或沉微者，为阴寒极盛，胸痹心痛重证，治以温阳逐寒止痛，方用乌头赤石脂丸。

❀ 失血心痛案 ❀

陈二八 失血，前后心痛。

归建中去姜。(《临证指南医案》)

⊛【评议】 失血而致心痛，乃心失所养使然，临床较为常见。多因久病体虚，或失血过多，遂令血液充盈不足，心失所养，不荣则痛所致。叶氏治劳怯损伤之病，喜用仲景建中之法，并谓"舍仲景建中法，都是盲医"。去姜者，恐其辛散耗气动血。

🌸 浊阴凝冱胸痹案 🌸

浦　　中阳困顿浊阴凝冱[①]，胃痛彻背，午后为甚，即不嗜饮食，亦是阳伤，温通阳气，在所必施。<small>胸脘清阳不运</small>

薤白<small>三钱</small>　半夏<small>三钱</small>　茯苓<small>五钱</small>　干姜<small>一钱</small>　桂枝<small>五分</small>（《临证指南医案》）

🌸【评议】《金匮要略》云："胸痹心中痞气，气结在胸，胸满，胁下逆抢心，枳实薤白桂枝汤主之。"本案胸痹由于胸阳亏虚，浊阴凝冱，痰阻气滞，结于胸脘所致。药用桂枝、薤白以温通上焦阳气，半夏、茯苓、干姜以温中降逆化痰。由于痰性黏腻，阻于心胸，易于窒阳气，滞血运，甚至痰瘀交结，瘀阻心络，因此在通阳祛痰的同时，还宜适当配合应用活血化瘀之品，如丹参、当归、川芎、桃仁、红花、赤芍、丹皮等。

🌸 阳气不运胸痹案 🌸

华<small>四六</small>　因劳，胸痹，阳伤，清气不运，仲景每

---

① 冱（hù）：冻结。

以辛滑微通其阳。

薤白　瓜蒌皮　茯苓　桂枝　生姜（《临证指南医案》）

●【评议】　仲景云："阳微阴弦，即胸痹而痛。"叶氏进一步指出"胸中阳气不运，久而成痹"，并提出治以"辛滑"通阳之法。对胸痹用药，后世《本草思辨录》谓薤白"药之辛温而滑泽者，惟薤白为然，最能通胸中之阳与散大肠之结"。谓瓜蒌"栝楼实之长，在导痰浊下行，故结胸胸痹，非此不治。然能导之使行，不能逐之使去，盖其性柔，非济之以刚，则下行不力。是故小陷胸汤则有连、夏，栝楼薤白等汤则有薤、酒、桂、朴，皆伍以苦辛迅利之品，用其所长，又补其所短也"。读此等文，本案的处方用药就能了如指掌。此外，如痰浊甚者可用温胆汤，方以二陈汤的半夏、茯苓、橘红、甘草化痰理气，竹茹、枳实清泄痰热，可加入栝楼、薤白以助通阳宣痹之力。

❀ 清阳失展胸痹案 ❀

王　胸前附骨板痛，甚至呼吸不通，必捶背稍缓，病来迅速，莫晓其因，议从仲景胸痹症，乃清阳失展，主以辛滑。

薤白　川桂枝尖　半夏　生姜

加白酒一杯同煎。(《临证指南医案》)

●【评议】《金匮要略》云:"胸痹之病,喘息咳唾,胸背痛,短气,寸口脉沉而迟,关上小紧数,栝蒌薤白白酒汤主之。"本案为清阳失展,痰浊上犯之证,宗仲景辛滑通阳之法,用薤白、桂枝、生姜以温运上中二焦之阳气,半夏降气化痰,白酒以助温运之力。如痰浊蕴久,则可生热,证见胸闷、心胸灼痛,痰黄稠,大便干结,苔黄腻等,则可用黄连温胆汤加郁金、蛤壳等清热、化痰、宣痹。

❀ 气机不降胸痹案 ❀

某六五　脉弦,胸脘痹痛欲呕,便结,此清阳失旷,气机不降,久延怕成噎格。

薤白三钱　杏仁三钱　半夏三钱　姜汁七分　厚朴一钱　枳实五分 (《临证指南医案》)

●【评议】　胸痹包括肺痹喘息咳唾、胸背痛短气者,转结中焦而心痛彻背者,及结于胸胁,更加逆气上抢于心者,即《金匮要略》所谓:"胸痹心中痞气,气结在胸,胸满,胁下抢心,枳实薤白桂枝汤主之。"本例的病机,乃中焦脾胃枢机不利,气滞痰凝,阻于上焦所致。治用薤白、半夏宽胸化痰，杏仁、枳实宣降肺气，姜汁、厚朴温中行气，调和脾胃，使枢机得复，其病可解。

痰气凝结胸痹案

徐六一 胸痹因怒而致，痰气凝结。

土瓜蒌 半夏 薤白 桂枝 茯苓 生姜（《临证指南医案》）

【评议】 肝郁气滞，痰气凝结胸中，以致胸阳不旷而成胸痹，故治用仲景通阳法。本案叙症虽简，胸痹的病因病机已经点出，治法就不难理解了。

胸脘阻痹案

王五七 气逆自左升，胸脘阻痹，仅饮米汤，形质不得下咽，此属胸痹，宗仲景法。

瓜蒌薤白汤。（《临证指南医案》）

【评议】 上焦阻滞，阳气不得流行而成胸痹，仲景通阳法自是不易之治。瓜蒌薤白汤是《金匮要略》治疗胸痹的主方，现代多用于冠心病、心绞痛等病症。《金匮要略》中冠以瓜蒌薤白汤的有瓜蒌薤白半夏汤与瓜蒌薤白白酒汤，组成上均有瓜蒌、薤白、白酒，均具有通阳散结、行气祛痰的作用，可治疗胸阳不旷，痰阻气滞之胸痹。但瓜蒌薤白白酒汤是通阳散结，行气祛痰的基本方，适用于胸痹而痰浊气滞较轻者；而瓜蒌薤白半夏汤在增白酒用量的基础上，又加半夏，则祛痰散结之力较大，适用于胸痹而痰浊较盛，以胸痛彻背，背痛彻胸，且不能安卧为证候特点。

肝郁气逆胸痹案

又　脉沉如伏，痞胀格拒，在脘膈上部，病人述气壅，自左觉热，凡木郁达之，火郁发之，患在上宜吐之。

巴豆霜—分制　川贝母三分　桔梗二分

为细末服，吐后，服凉水即止之。（《临证指南医案》）

● 【评议】《黄帝内经》有"其高者，因而越之"之训。本例症见脘膈上部气壅痞胀，用三物白散以治，乃寒痰壅积上焦可知。盖三物白散功能涌吐实痰，泻下寒积。此外，根据病情需要，若情志不遂时容易诱发或加重可选用柴胡疏肝散疏调气机，和血疏脉；兼有脘胀、嗳气、纳少等脾虚气滞的表现，可用逍遥散疏肝行气，理脾和血。若气郁日久化热，心烦易怒，口干，便秘，舌红苔黄，脉数者，用丹栀逍遥散疏肝清热。如胸闷心痛明显，为气滞血瘀之象，可合用失笑散，以增强活血行瘀、散结止痛之作用。

痰浊阻肺胸痹案

某二六　肺卫窒痹，胸膈痹痛，咳呛痰粘，苦辛开郁为主，当戒腥膻。

瓜蒌皮　炒桃仁　冬瓜子　苦桔梗　紫菀　川贝母（《临证指南医案》）

●【评议】　痰浊阻肺，气机郁闭而见胸痹。病在胸膈，故治以清热化痰、宣肺开郁。方中桔梗性味苦辛平，能开肺气之结；紫菀性辛苦温，润肺下气，化痰止咳；瓜蒌皮宽胸、化痰、开郁；冬瓜子、桃仁清肺化痰，活血通便；川贝母清肺化痰，润肺止咳。合之共奏宣肺化痰，开痹止痛之功，与此证恰合。案中所云"当戒腥膻"，强调饮食调摄的重要性，不宜过食肥甘，应戒烟，少饮酒，宜低盐饮食，多吃水果及富含纤维食物，保持大便通畅，饮食宜清淡，食勿过饱。西医学研究已表明，血清总胆固醇、游离胆固醇、低密度脂蛋白等升高与冠心病心绞痛的发生有十分密切的关系，在饮食中严格控制脂肪的摄入，是防治冠心病心绞痛的重要措施。

痰饮上犯胸痹案

华　阳气微弱，胸痹。

苓桂术甘汤。(《临证指南医案》)

【评议】《金匮要略》云："病痰饮者，当以温药和之。"其代表方剂是苓桂术甘汤。由是观之，本例当属上焦阳气微弱，痰饮阻肺而引起的胸痹。现代名老中医刘渡舟对苓桂术甘汤的运用颇有经验。刘老认为，本方治疗水气上冲为特征的冠心病、风心病、肺心病、心肌炎均有效。提出辨别心脏病属水气上冲的特征：一是水舌，即舌质淡嫩，舌苔水滑。二是水色，指面色黧黑或面见水斑，即见于天庭、鼻柱两侧、两颧的棕褐色或黑褐色斑点，其色黯滞。三是脉沉弦。此外，常伴有心悸、胸闷、短气、喘息，且有入夜胸闷等症加重的倾向，尚见头晕目眩、咽噎耳鸣、睑肿面浮等症。在使用此方加减应用时指出：痰湿特盛者，可与二陈汤合方使用；眩晕重者，可加泽泻；兼见面热、心烦者，是阳气与水气相搏而有虚热的表现，可加白薇；兼高血压者，可加牛膝、红花、茜草；兼见脉结代者，去白术，加五味子；兼咳喘、面目浮肿、小便不利者，去白术，加杏仁或薏苡仁；兼夜寐、惊悸不安者，加龙骨、牡蛎等。

痰饮阻滞胸痹案

某二十　脉弦，色鲜明，吞酸胸痹，大便不爽，此痰饮凝冱，清阳失旷，气机不利，法当温通阳气为主。

薤白　杏仁　茯苓　半夏　厚朴　姜汁（《临证指南医案》）

【评议】《类证治裁·胸痹》云："夫诸阳受气于胸中，必胸次空旷，而后清气转运，布息展舒，胸痹之脉，阳微阴弦，阳微知在上焦，阴弦则为心痛。以《金匮》《千金》均以通阳主治也。"本案痰饮阻滞，上焦阳气不运。薤白、姜汁辛温以通阳，振奋上焦阳气；杏仁、半夏、茯苓、厚朴化痰蠲饮，使枢机得利，阳气流运，自能向愈。若见寒凝滞重者，宜配合苏合香丸、冠心苏合丸等芳香温通之品。色鲜明者，痰饮之征。《金匮要略》："色鲜明者有留饮。"

🌸 肺气不利胸痹案 🌸

某三八 气阻胸痛。

鲜枇杷叶 半夏 杏仁 桔梗 橘红 姜汁
(《临证指南医案》)

🌼【评议】 胸痹为本虚标实、虚实夹杂之证，故临床上应具体依据偏实偏虚的不同进行治疗。本证为胸痹，由肺失宣降、气机阻滞所致，临床上当表现为胸背痛，心中满闷，喘息咳唾，短气等证，故以枇杷叶、橘红肃肺化痰；桔梗、杏仁宣畅肺气；半夏、姜汁化痰降浊。诸药升降结合，祛除痰饮，如是则肺气通畅，胸痛可解。若兼左胸刺痛，舌质晦黯有瘀点，属心脉瘀阻，可加失笑散、丹参、桃仁、红花；胸痛甚者，加良姜、荜茇、丹参、延胡索；痰黄、舌苔黄腻、脉滑数者，乃痰浊化热之象，酌加竹茹、黄芩、黄连、天竺黄。

🌸 血伤入络胸痹案 🌸

某 痛久入血络，胸痹引痛。

炒桃仁 延胡 川楝子 木防己 川桂枝 青葱管 (《临证指南医案》)

❀【评议】 叶氏认为疾病"初为气结在经,久则血伤入络",并喜用辛润通络之药。方中延胡索、桃仁、川楝子、桂枝等即为辛通络脉,化瘀定痛而设。青葱管辛温而散,可引诸药达络病之所。值得玩味的是,本例所谓"入络",指瘀阻心络,可为现代治疗心血管疾病提供借鉴。近年来,络病理论指导下制定的通络疗法治疗冠心病,取得了较好的疗效。如通心络胶囊,由人参、水蛭、全蝎、赤芍、蝉蜕、土鳖虫、蜈蚣、檀香、降香、乳香、酸枣仁、冰片等组成,功能益气活血,通络止痛,治疗冠心病心绞痛属心气虚乏,血瘀络阻证者,症见胸部憋闷,刺痛,绞痛,固定不移,心悸自汗,气短乏力,舌质紫黯或有瘀斑,脉细涩或结代。

❀ 闻雷被惊胸痹案 ❀

田十三 脉细数,闻雷被惊,心下漾漾①作痛。
逍遥散去柴胡加钩藤、丹皮。(《临证指南医案》)

❀【评议】 《素问·举痛论》说:"惊则气乱",主要是指心肝两脏气机紊乱。用逍遥散意在疏肝气、疏肝郁,去柴胡加钩藤、丹皮者,恐木郁化火生风故

---

① 漾漾:动荡貌。

也。笔者意见，可酌加龙齿、珍珠母等重镇安神之品。目前，运用中药养心重镇安神法治疗冠心病，经过大量的临床试验，取得了显著的成效。

🌸 积劳损阳心痛案 🌸

宋　脉左涩伏，心下痛甚，舌白不能食谷，下咽阻膈，痛极昏厥，此皆积劳损阳。前者曾下瘀血，延绵经月不止，此为难治。劳伤血滞

　　生鹿角　当归须　姜汁　官桂　桃仁　炒半夏（《临证指南医案》）

🔴【评议】　积劳损阳，久病入络而成劳伤血滞之证。《灵枢·卫气失常》云："血气之输，输于诸络，络病日久，营卫失常，气血不定，络道失养。"治以鹿角、当归温通脉络，调和营血；姜汁、官桂以温运阳气；桃仁活血化瘀；半夏降气化痰。若下血延绵，经月不止，血虚欲脱，尚需用参附汤益气摄血，温阳固脱，以免不测。

🌸 脾厥心痛案 🌸

谭三五　心痛引背，口涌清涎，肢冷，气塞脘中，

此为脾厥心痛，病在络脉，例用辛香。脾寒厥

高良姜　片姜黄　生茅术　公丁香柄　草果仁
厚朴（《临证指南医案》）

🌸【评议】《灵枢·厥病》云："厥心痛，痛如以锥针刺其心，心痛甚者，脾心痛也。"本案以其脾寒气厥，病在脉络而用辛香宣透以引经通络。《素问·阴阳应象大论》云："气味辛甘发散为阳，酸苦涌泄为阴。"叶氏喜用辛味以通络，认为"络以辛为泄"，"久病在络，气血皆窒，当辛香缓通"，并认为"酸苦甘腻，不能入络"。在临床上，虽然"通"是治疗胸痹的基本法则，但仍要处理好"通"与"补"的关系，应根据病情的标本虚实、轻重缓急，掌握好以"通"为主，抑或以"补"为主，还是通补兼施，要做到"祛实通脉不伤正，扶正补虚不碍邪"，庶几乃吉。

🌸 辛燥劫阴心痛案 🌸

朱　重按痛势稍衰，乃一派苦辛燥，劫伤营络，是急心痛症，若上引泥丸①，则大危矣，议用《金匮》法。营络伤急心痛

―――――――――

①　泥丸：脑神的别名。

人参　桂枝尖　川椒　炙草　白蜜（《临证指南医案》）

● 【评议】　误用辛燥，劫伤营络而致急心痛，得按则痛减，虚证显然。方用人参、炙草、白蜜补益气阴，甘以缓急；桂枝、川椒辛温通阳，通络止痛。因其心营受伤，辛通难施，故以辛甘化阳也，此亦叶氏治疗胸痹之法，其审病求因，制方之巧，值得效法。案中所谓"若上引泥丸，则大危矣"，从西医学来理解，是指出现了脑血管严重症状，乃极重极危之证。

气滞血阻心痛案

李　酸涩入里，气血呆钝，痛自心胸，胀及少腹，昔经行三日，今四日犹未已，为凝涩所致，痛胀何疑？读《内经》遗意以辛胜酸主治，但辛气最易入表，当求其宣络者宜之。食酸气血滞

韭白汁　桃仁　延胡　小茴　当归须　川楝子（《临证指南医案》）

● 【评议】　酸涩入里，气血呆钝，仍从络脉求治，以"宣通血络"为法。药用韭白汁辛润宽胸开痹，桃仁、当归须活血养血，延胡、川楝子、小茴以行气、通络、定痛。叶氏认为"阳气不到之处，即浊阴凝聚

之所"，诸痛等证多因阳气失于流通，而"阳气宜通"，其痛可止。故他临证擅长辛润通阳的治法，通阳法应用娴熟、涉猎面广。

阳虚浊逆致心胸痛案

小产后，肌肉似乎丰溢，是阳气发泄，即外有余内不足。病样甚多，何堪缕治。在女科莫重于调经，气血逆乱，扰动肝脾，心胸痛发而呕。述遇怒着冷痛甚，胃阳已衰，厥浊易逆，先理胃阳，用《金匮》法。

人参　吴茱萸　茯苓　半夏　良姜（《叶氏医案存真》）

【评议】　小产后气血逆乱，冲任失调，脏腑伤动，百病丛生。本案"心胸痛发而呕"，是中阳不足，浊阴上逆，以致心胸疼痛，遇冷痛甚，治仿吴茱萸汤，意在温胃阳，降逆浊，俾阳气斡旋，浊阴得降，心痛自解。

阳不转旋胸痹案

淮安四十六　食物有形之滞，从胃入肠。若心胸之下，皆阳气游行之所。因初起停食，几年疑惑，其实阳不转旋，而致结痹。

栝蒌薤白白酒汤。（《叶氏医案存真》）

🌀【评议】 饮食停滞，日久损伤脾胃，运化失司，酿湿生痰，上犯心胸，清阳不展，气机不畅，心脉痹阻，遂成胸痹。瓜蒌薤白白酒汤是《金匮要略》治胸痹的基本方，功能通阳散结，行气祛痰，用于本例，恰合病机。现代常以本方治疗冠心病胸闷，甚则心绞痛，验案颇多。

🌸 肝郁化火心痛案 🌸

嘉兴五十三 情志内郁，心痛如绞，形瘦液枯，不可气燥热药。

炒桃仁 柏子仁 小胡麻 炒丹皮 延胡索 钩藤钩（《叶氏医案存真》）

🌀【评议】 沈金鳌《杂病源流犀烛·心病源流》认为七情除"喜之气能散外，余皆足令心气郁结而为痛也"。由于肝气通于心气，肝气滞则心气涩，所以七情太过，是引发心痛的常见原因。本案情志内郁，郁而化火，忌用辛燥以防伤阴劫液，治用辛润通络之法。方中炒桃仁、柏子仁、小胡麻等养心、补肝、润燥，延胡索通络止痛，丹皮、钩藤以清泻肝木之火。

❀ 积劳营虚心痛案 ❀

同里四十五　心痛得食而缓，是积劳营虚，大忌辛通破气。

桃仁　归身　柏子仁　桂圆肉　炒黑芝麻（《叶氏医案存真》）

❀【评议】　沈金鳌在《杂病源流犀烛·心病源流》中说："积劳伤阳，心肾阳微，鼓动无力，阴寒内侵，血行涩滞，而发胸痹心痛。"可见积劳能引起或诱发"心痛"。本案积劳营虚，心失所养而致心痛，治以辛润调养气血之法。药用柏子仁、归身、桂圆肉、炒黑芝麻补养营血，宁心安神，复加桃仁活血通络，意在通补结合，庶几养血无留瘀之弊。

❀ 操持经营扰动神机胸痹案 ❀

孙廿二岁　胸中乃清阳游行之所，少年气弱，操持经营，皆扰动神机，病名胸痹。仲景轻剂，通上焦之阳。

薤白　桂枝　半夏　生姜　茯苓　白酒（《叶天

士晚年方案真本》)

  ❀【评议】 胸中清阳不旷,是胸痹病机关键所在。患者操持经营,曲运神机,致胸中清阳艰于游行,胸痹由是而作。故药用薤白、桂枝、白酒辛温通阳,加半夏、生姜化痰降浊。其法其方,皆秉承仲景之旨。此外,尚可酌情选用天竺黄、天南星、瓜蒌、竹茹、桔梗、浙贝母等化痰散结之品。

❀ 积劳心痛案 ❀

  张六十四岁 有年仍操持经营,烦冗营伤,心痛引脊。医用附子痛甚,知不宜刚猛迅走之药。

  茯苓桂枝汤去芍。(《叶天士晚年方案真本》)

  ❀【评议】 烦劳营伤,故不宜用刚猛辛燥之药,以防耗液伤阴,总以辛润通阳为治。若果为阴寒固结而引起的心痛彻背,背痛彻心者,附子之类峻补阳气之品,自可应用。《金匮要略·胸痹心痛短气脉证治》中的乌头赤石脂丸即是明证。

❀ 清阳不展胸痹案 ❀

  汪五十七岁 胸痹是上焦清阳不为舒展,仲景以轻剂通阳。

桂枝瓜蒌薤白汤。(《叶天士晚年方案真本》)

🔹【评议】 此案叙述虽简,但已点出了胸痹的病机关键,即"上焦清阳不为舒展"和胸痹的治疗原则即"轻剂通阳"。细读《金匮要略》仲景治疗胸痹的系列方如:瓜蒌薤白白酒汤、瓜蒌薤白半夏汤、枳实薤白桂枝汤,其理、其法、其药自能了然于胸中。叶天士活用仲景法,于上列几个案例中亦可窥得。对照现代临床,上述各方治疗心肌缺血、心绞痛等心血管疾病中,广为采用,疗效较著。

🔹 痞积胸痹案 🔹

孙主簿季述之母,久患胸中痞急,不得喘息,按之则脉数且涩,曰:胸痹也。因与仲景三物小陷胸汤,一剂知,三剂愈。(《医学纲目》)(《续名医类案》)

🔹【评议】 三物小陷胸汤,即三物白散,为温下寒实,涤痰破结之药,出自《伤寒论》,由桔梗、巴豆、贝母组成,功能涌吐实痰,泻下寒结。主治寒实结胸,痰涎壅滞,胸中痞急,呼吸急促。本例胸痹因其病机雷同,故将此方移用于此,遂获捷效,此乃"异病同治"之法。因其作用峻烈,不易掌握,今人罕见应用。须知其病机必以寒实为准，否则不可滥投此方。

❀ 血气心痛治验案 ❀

一妇病心痛数年不愈，一医用人言半分，茶末一分，白汤调下，吐瘀血一块而愈（李楼奇方，若非神手，未许轻用）。（《续名医类案》）

❀【评议】 人言为信石，即砒霜，《本草纲目》谓其可除痃喘积痢，烂肉，蚀瘀腐瘰疬。《日华子本草》曾载可治妇人血气心痛。然此药有大毒，不可轻用。本例服药后"吐瘀血一块而愈"，疑似胃溃疡疼痛，而非真心痛。

❀ 胸中痞急胸痹案 ❀

一妇人患胸中痞急，不得喘息，按之则痛，脉数且涩，此胸痹也。因与小陷胸汤，二剂而愈。（《续名医类案》）

❀【评议】《伤寒论·辨太阳病脉证并治》："小结胸病，正在心下，按之则痛，脉浮滑者，小陷胸汤主之。"此为水热互结于胸膈之证。柯琴《伤寒来苏集·伤寒附翼》云："热入有浅深，结胸分大小。心腹硬痛，或连小腹不可按者，为大结胸，此土燥水坚，故脉亦应其象而沉紧。止在心下，不及胸腹，按之知痛不甚硬者，为小结胸，是水与热结，凝滞成痰，留于膈上……秽物据清阳之位，法当泻心而涤痰。用黄连除心下之痞实，半夏消心下之痰结，寒温并用，温热之结自平。瓜蒌实色赤形圆，中含津液，法象于心，用以为君，助黄连之苦，且以滋半夏之燥，洵为除烦涤痰、开结宽胸之剂。虽同名陷胸，而与攻利水谷之方悬殊矣。"本例乃胸痹变通之治，不用瓜蒌薤白系列方，而用治结胸的小陷胸汤，因其痰留膈上，秽物据清阳之位，与胸痹的病机类同，故用小陷胸汤以治，此亦"异病同治"是也。

寒积心痛案

刘云密治一女子，值暑月夜间甚凉，患心痛，从右肋下起，至心前歧骨陷处并两乳下俱痛，复连背痛，腰及两膊俱骨缝胀疼。惟右肋并心疼独甚，时作恶心且呕。疑夜眠受凉，寒邪郁遏，气不流畅所致，用散寒行气药不效。又疑寒滞中有郁火，加散郁之品，亦不效。服加味煮黄丸乃顿愈。姜黄三钱半，雄黄三分，乳香三分去油，净巴豆霜八分，其为细末，醋糊为丸如黍米大。虚者七丸，实者十一丸，姜汤送下。《经》云：邪气甚则实。此女体素虚弱，而受寒邪甚则为实。惟此辛热之剂，可以导之。前所用药，虽亦散而不能及病也。其用姜黄、乳香，亦有深意，盖寒伤血故耳。此时珍所谓配合得宜，则罔①不奏功。（《续名医类案》）

● 【评议】 寒伤血络，结而成实致心痛，方用加味煮黄丸，功在活血止痛，祛寒逐实，配合得宜，故罔不奏效。但必须寒甚实积，方可用此辛热泻下之剂。考煮黄丸出自《素问病机气宜保命集》，由雄黄、巴豆二味组成，治疗内伤饮食，外感风寒，卒发心痛，大便或秘，久而滞闷，心胸高起，按之愈痛，不能饮食者。《脉因证治》又名煮雄丸，本例即据此而治。

肝厥胸痛案

素有肝厥痛，气从胁腹厥逆至咽，胸痛彻背，且多痰饮，舌苔常垢白，病发不饥不食，呕酸症已数年，痼疾难效。

———————————
① 罔（wǎng）：没有。

人参　炒焦白术　茯苓　制半夏　炙甘草　陈皮 炒焦当归　乌梅　肉桂心　炒川椒（《扫叶庄一瓢老 人医案》）

❀【评议】　肝厥痛，因肝气失调而引起的一类内 伤性的胸胁痛症。本例系肝气横逆，中焦枢机不利， 上焦痰湿阻滞而发。治以六君子健运中焦，调理枢 机，当归、乌梅以柔肝养肝，肉桂、川椒以温阳止 痛。值得指出的是，患者症见"胸痛彻背"，酷似 "胸痹"，但"病发不饥不食，呕酸症已数年"，又似 胃病。特录此案，供临床鉴别诊断之用。

❀ 络脉窒塞心痛案 ❀

虚里穴为阳明胃，阳明气血皆多，络脉窒塞为 痛，映及背部。脉络不和，必宣通望其痛息，彼萸、 地之凝，芪、术之守，皆非络药。

桃仁　穿山甲　阿魏　归须　韭白根　麝香 （《扫叶庄一瓢老人医案》）

❀【评议】　虚里位于左乳下心尖搏动处，是宗气 汇聚之处，为十二经脉之气所宗。此处窒塞而痛，映 及背部，乃心络瘀阻使然，故以辛香宣透、活血通络 为治。韭白根以辛滑通阳，桃仁、归须活血养血，穿山甲、阿魏、麝香以辛香通络定痛。笔者以为本处方可用于西医学所称的冠心病心绞痛，其中的芳香之品阿魏、麝香，只可暂用，不可久施，以免耗伤正气。

阴虚阳亢头疼心痛案

诊脉短而涩，短为气弱，涩为营虚，阴不恋阳，阳动而升，为头疼心痛，先宜清火育阴，徐议峻补。

熟地　天冬　石斛　石决明　磁石　牡蛎　丹皮黄菊炭（《缪氏医案》）

🌸【评议】　本案头疼心痛为阴虚阳亢、肝风升扰之证，治以养阴、平肝潜阳。药用熟地、天冬、石斛养阴清热、益肾填精；丹皮、黄菊炭以清肝木之火；石决明、磁石、牡蛎以平肝潜阳，重镇安神。值得一提的是，本例头疼心痛并见，颇似西医学高血压引起的"冠心病"，方中宜加入活血祛瘀，宣通心脉，如丹参、降香、赤芍、川芎等品。

郁怒致心痛案

叶四三　郁怒致病，心胸映背痛甚，至气阻咽喉，呼吸有音，吐涎沫，又不热渴。由肝病蔓延，所伤非一经矣。先理上焦，与苦辛轻剂。

　　鲜枇杷叶　香豉　苦杏仁　郁金　瓜蒌皮　黑山栀（《种福堂公选医案》）

　●【评议】　朱丹溪谓："气血冲和，万病不生，一有怫郁，诸病生矣。"本例郁怒致病，心胸映背痛甚，究其病机，当属肝气郁结，上焦痰浊阻滞，故以苦辛轻剂为治，药用瓜蒌皮以宽胸开痹，焦山栀、香豉、郁金以清肝开郁，杏仁、枇杷叶宣通上焦肺气。王孟英有谓"轻药能愈重病"，此等病例是也。若胸闷心痛明显，可合用失笑散或丹参饮；若气郁日久化热，兼有心烦易怒，口干便秘，舌红苔黄，脉弦数，可用丹栀逍遥散加减。

气郁上逆心痛案

　　情怀抑郁，气不得舒，心胸时作痉痛，脉见沉涩，系气郁而上逆，拟方列后。

　　制半夏三钱　白茯苓三钱　川朴三钱（制）　紫苏叶一钱　加生姜三片　水煎八分服。（《南雅堂医案》）

　●【评议】　本案处方系《金匮要略》治"妇人咽中如有炙脔"的半夏厚朴汤，功在行气开郁，降逆化痰，移用于此，恰到好处，堪称活用经方的范例。此外，还可配用芳香理气止痛药物，如木香、沉香、檀香、降香、延胡索、砂仁、枳实、枳壳等。

❀ 血虚有寒心痛案 ❀

自述素患心痛，发则痛不欲生，服姜汤少安，手按之略减，日轻夜重，脉见浮革，是肾气不交于心，寒邪犯之，君主势自不安。若徒祛寒而不补肾，治法未中窍要，水火既济，坎离始奠，庶有效焉，方列于后。

熟地黄六钱　山茱萸三钱　怀山药三钱　炒白术三钱巴戟天三钱　肉桂八分　五味子五分　同煎服。(《南雅堂医案》)

●【评议】《辨证录》云："肾气不交于心，而寒邪中之，心遂不安而痛矣。倘徒祛其寒而不补其肾，则肾虚而火不能下热于肾中，即肾虚，而水不能上交于心内。"此案所用方药即《辨证录》之补水救火汤，补肾中之火以救心，补肾中之水以救肾。药用熟地黄、山茱萸、怀山药补下焦之肾阴，巴戟天、肉桂以补下焦之肾阳，炒白术健运中焦脾胃枢机，五味子补益肝肾而兼入心脉以宁心安神。"心本于肾"，此之谓也。若属阳虚心痛，肉桂、附子、淫羊藿、巴戟天、补骨脂、菟丝子、肉苁蓉、鹿茸等温经散寒，温肾助阳，可佐以川芎、丹参、莪术、当归、赤芍、红花等活血化瘀。

❀ 气血虚寒心痛案 ❀

诊得脉细小，右寸涩，心下悸，痛甚喜按，得食少愈，大小便俱见清利，系虚痛之候，用归脾汤加味治之。

人参二钱　炒白术二钱　炙黄芪二钱　白茯神二钱酸枣仁二钱（炒研）　炙甘草一钱　远志五分　广木香五分当归身二钱　龙眼肉五枚　石菖蒲一钱　水同煎。（《南雅堂医案》）

◉【评议】《景岳全书》云："气血虚寒不能养心脾者，最多心腹痛证……凡虚痛之候，每多连绵不止，而亦无急暴之势，或按之、揉之、熨之，痛必稍缓。"本案即为气血虚寒之证，治用归脾汤益气补血，健脾养心，加石菖蒲以通窍豁痰，醒神益智。

❀ 血瘀心痛案 ❀

心痛如刺，按之作痛愈剧，脉涩，兼有寒热往来，大便黑，显系瘀血为患，后药作散服。

蒲黄三钱　五灵脂三钱　共研为末，酒煮服。(《南雅堂医案》)

❀【评议】　心痛如刺，按之作痛愈剧，脉涩，此为心血瘀阻，乃瘀血阻于心经之脉络，脉络不通所致，"不通则痛"是也。治宜活血化瘀，通脉止痛。本案方药即失笑散，主治心腹刺痛，或少腹急痛及瘀阻胞宫诸症。方中五灵脂苦咸甘温入肝经血分，散瘀止痛；蒲黄甘平，行血消瘀，二者兼能入厥阴而活血止痛。现代有用本方治心脉瘀阻的心绞痛，若配合丹参饮，其效益佳。

❀ 肾厥心痛案 ❀

心痛背胀，引及腰间，督阳不能用事，寒袭于肾而气上逆，是为肾厥。用温通以泄浊阴，宗许学士法。

鹿茸五钱　枸杞子一两　沙苑蒺藜一两　大茴香八钱　麝香三分

上药研细，姜汁糊丸，如梧桐子大，饭前服二钱。(《南雅堂医案》)

❀【评议】　《灵枢·厥病》云："厥心痛与背相控，善瘛，如从后触其心。伛偻者，肾心痛也。"此案所用为许学士香茸丸，由鹿茸、熟干地黄、肉苁蓉、破故纸、炮附子、当归、麝香、沉香组成，意在温通肾阳以泄浊阴。许学士：许叔微，南宋医学家，曾为翰林学士，著《普济本事方》《伤寒百证歌》等书。

蛔厥心痛案

心痛忽来忽止，按摩稍安，痛则时呕酸水，手足厥冷，系蛔厥之症，议方列后。

桂枝木八分　川连一钱五分（炒）　当归二钱　延胡索一钱五分　乌梅肉两枚　川椒一钱　白茯苓二钱　吴茱萸一钱（《南雅堂医案》）

❀【评议】　陈修园《医学从众录》云："虫痛，脉如平人，其痛忽来忽止，闻肥甘之味更痛……以景岳扫虫煎主之。虚弱者，以理中汤去甘草，加乌梅二枚，川椒一钱五分，吴茱萸、黄连、肉桂各一钱，当归二钱主之。"本案治用桂枝以温运阳气，当归以养血柔肝，茯苓以健脾利湿，延胡索以通络定痛，黄连、吴茱萸以疏肝和胃，川椒、乌梅安蛔止痛。案中亦明言"系蛔厥之症"，乃因蛔虫感染而引起急性腹痛和四肢厥冷的病症。本案所述的"心痛"，似指胃脘痛，应与真心痛做出鉴别。

🦋 火盛心痛案 🦋

脉数而实，口渴面赤，身热便秘，心痛时作时止，是火盛之故，兹用清降法。

黄连一钱　黑山栀二钱　川楝子一钱（去核）　泽泻一钱　香附一钱五分　高良姜一钱　丹参一钱　水同煎服。（《南雅堂医案》）

🦋【评议】　陈修园《医学从众录》："火痛，脉数而实，口渴而赤，身热便秘，其痛或作或止，宜金铃子散主之。如火盛者，用栀子二钱，川楝子去核，黄连、良姜、泽泻、丹参各一钱，香附一钱五分，水煎服。"此案即治火痛之法。但火痛亦有虚实，本案为实证，若虚证多为素体阴虚，或思虑劳心过度，耗伤营阴，心肾阴虚，水不济火，虚火内灼，心失所养，血脉不畅，证见心痛心慌，虚烦不眠，心神不安，腰膝酸软，头晕耳鸣，舌红，脉细数等，治法宜滋阴清火，养心和络，方用天王补心丹加减。

🦋 胃脘痛似心痛案 🦋

心为君主，义不受邪，若真心痛，是邪直入少阴，手足青至节，法在不治。今痛虽在胸部，实为胃脘痛也，不必用汤剂，取散以散之之义可矣。

　　草果二钱　没药二钱（炒）　五灵脂二钱（醋炒）　延胡索二钱

　　上药四味，共研末，用酒调服二钱，不瘥再服。（《南雅堂医案》）

　　●【评议】　本案用药为手拈散，治心胃气痛，脾痛。药用草果以燥湿化痰，温运脾胃，没药、五灵脂、延胡索辛香入络，活血止痛。案中对"真心痛"与"胃脘痛"做出鉴别，值得参考。两者近似点为心在胃上，胃在心下，故有胃脘当心而痛之称，以其部位相近胸痹之不典型者，其疼痛可在胃脘部，易于混淆。胸痹以闷痛为主，为时短暂，虽与饮食有关，但休息、服药常可缓解；胃脘痛与饮食有关，以胀痛为主，局部有压痛，持续时间较长，常伴有反酸、嘈杂、嗳气、呃逆等胃部症状。此外，真心痛为胸痹的进一步；症见心痛剧烈，甚则持续不解，伴有汗出、肢冷、面白、唇紫、手足青至节，脉微或结代等危重证候。

❀ 胸痹兼夹燥气新感案 ❀

　　脉形细小，心痛彻背，是名胸痹，久而不化，适值燥气司令，复增咳嗽咽干，痰中见红，病属非轻，拟方列下。

南沙参二钱　橘红二钱　麦门冬二钱　薤白七分　杏仁一钱五分（去皮尖）　桑白皮一钱　枳壳一钱　瓜蒌仁二钱霜桑叶二钱　枇杷叶三片（去毛）　水同煎服。（《南雅堂医案》）

❀【评议】　本例为旧疾新感兼夹之病。胸痹宿恙，适值燥气加临，而增痰红嗌干之症，药用南沙参、麦冬、桑皮、桑叶等以清肺润肺，瓜蒌、薤白宽胸开痹，配用枳壳、橘红、枇杷叶降气化痰，以除胸中痰浊。立方选药甚为周全。

❀ 肝火上炎心痛案 ❀

诊得脉形弦数，舌绛苔黄，口苦，小便赤，一派火热之象，显然无疑。气从少腹上冲，乃厥阴肝木之火，发越上升，是以当心而痛，方列后。

炒白芍二钱　青皮二钱　栀子一钱五分（炒黑）　泽泻一钱五分　粉丹皮一钱五分　浙贝母二钱　陈皮二钱　同煎服。（《南雅堂医案》）

❀【评议】　心痛伴见脉形弦数，舌绛苔黄，口苦，小便赤，显系心肝火旺之象，治以清肝之法，药用栀子、丹皮以清肝木之火，白芍以柔肝泄肝，青皮以疏肝气之郁，配陈皮、浙贝以化热痰。本案泄肝火以清心火，母衰而子亦衰，配伍颇为精妙，当能获效。当代著名医家陈可冀治疗气滞心胸，用疏肝解郁汤，方由柴胡、郁金、香附、金铃子、元胡、青皮、红花、丹参、川芎、泽兰组成，功能疏肝解郁，活血化瘀。可供参考。

🌸 食积心痛案 🌸

脉实而滑，气上冲心而痛，觉有一条扛起状，嗳腐吞酸，腹胀不思饮食，是食积所致耳。

制苍术二钱　厚朴一钱（姜汁炒）　陈皮一钱　炙甘草一钱　炒麦芽二钱　炒山楂二钱　制半夏二钱　炒谷芽二钱　莱菔子二钱（生研）　水同煎服。（《南雅堂医案》）

🌸【评议】　本例心痛，据其脉症，当属食积引起的胃痛，乃上焦为食气所阻，腑失通降所致。所用方药乃平胃散加山楂、谷麦芽、半夏、莱菔子，为健脾消食行气之品，药证相符，自能获效。《证治汇补》谓："心为君主，义不受邪，其厥心痛者，因内外犯心之胞络，或他脏邪犯心之支脉，非真心痛也。谓之厥者，诸痛皆气逆上冲，又痛极则发厥，然厥痛亦甚少，今人所患，大半是胃脘作痛耳。"对真心痛与胃痛做了鉴别，很有参考价值。当然现代随着科学技术的发展，医学上检测方法日趋进步，对两者的鉴别已无多大问题。

🌸 气滞血瘀心痛案 🌸

痛在当心部位，实为心胞之络，不能旁达所致，心为君主，若邪气直犯，势将不治。今虽刺痛不止，断非真心痛之证，幸毋惊惶自扰，拟方列后。

炒香附二钱　紫苏二钱　橘红一钱　甘草七分　当归身三钱　延胡索一钱　木通一钱　桂枝一钱五分　加葱头二枚　姜两片　用水酒各半煎服。（《南雅堂医案》）

🌸【评议】《诸病源候论》云："心为诸脏主，其正经不可伤，伤之而痛，则朝发夕死，夕发朝死，不暇展治。其久心痛者，是心之支别络，为风邪冷热所乘痛也。"陈修园《医学从众录》云："当心之部位而痛，俗云心痛，非也，乃心包之络不能旁达于脉故也。宜香苏饮加当归、延胡索、木通、桂枝。"本案处方即为香苏饮加味，以行气化瘀，通络止痛为治。方中葱头、生姜有温运中上焦阳气之功。气滞血瘀心痛在临床最常见，并可同时出现相应的兼症。兼寒者，可加细辛、桂枝等温通散寒之品；气滞甚者，可加沉香、檀香辛香理气止痛之品；兼气虚者，加黄芪、党参、白术等补中益气之品。若瘀血较重者，表现为胸痛剧烈，可加乳香、没药、郁金、降香、丹参等加强活血理气止痛的作用。

❀ 火热心痛案 ❀

脉数而实，心痛时作时止，身热口渴面赤，大便秘，是火淫于内也，散以散之可矣。

金铃子五钱　延胡索五钱　上药研末，酒调服三钱。（《南雅堂医案》）

● 【评议】　此方即刘河间《素问病机气宜保命集》之金铃子散，功能疏肝泻火，理气止痛。火热痛证，包括心痛、胃痛，恒多取用。心痛时作时止，阴寒凝滞者亦有，但其主症为胸痛如绞，时作时止，感寒痛甚，兼有胸闷、气短、心悸、面色苍白、四肢不温，或心痛彻背，背痛彻心等次症，舌质淡红，苔白，脉沉细。对于此类心痛治疗，古代文献记载的单方石菖蒲配伍高良姜，很有临床和研发价值。

❀ 中焦虚寒心痛案 ❀

脉迟而微细，心痛绵绵不休，手足俱冷，是寒证无疑，用加味理中汤治之。

人参三钱　白术二钱　炙甘草二钱　干姜一钱五分
当归身二钱　木通一钱　吴茱萸二钱　肉桂一钱五分（《南雅堂医案》）

💮【评议】　张璐云："五脏之滞，皆为心痛……火多实则或散、或清，寒多虚则或温、或补。"脉迟而微细，心痛绵绵不休，手足俱冷，中焦虚寒之证。治用理中汤以温中散寒，加吴茱萸、肉桂以助温中之力，加当归以柔济刚，加木通以通其络。本例之心痛，似属胃痛。其疼痛部位在上腹胃脘部（心下），局部可有压痛，以胀痛、灼痛为主，持续时间较长，常因饮食不当而诱发，并多伴有反酸、嗳气、恶心、呕吐、纳呆、泄泻等症状。现代配合 B 超、胃肠造影、胃镜、淀粉酶等检查，可以鉴别。某些心肌梗死亦表现为胃痛，应予警惕。

🌸 上焦气阻胸痹案 🌸

心脉之上，是为胸膈，上焦失司，不能如雾之溉，则痹痛乃作，兹用加味百合汤治之。

百合一两　乌药三钱　川贝母三钱（去心）　薤白八钱　瓜蒌皮三钱　白蔻仁一钱五分　水同煎服。（《南

44

雅堂医案》)

【评议】 陈修园《医学从众录》云：“心脉之上则多胸膈痛，乃上焦失职不能如雾之溉，胸痹而痛，宜百合汤半剂加瓜蒌皮、贝母、薤白、白蔻。”此案与之同。方中瓜蒌皮、薤白辛滑通阳，贝母、白蔻仁化上焦痰浊。百合善入心肺，合乌药可治心口疼痛。百合汤出自《时方歌括》，由百合、乌药两味药组成，具有养阴清心、行气止痛之功效，主治心痛，心胸或脘腹胀痛，虚烦惊悸，失眠多梦，舌红苔白，脉弦。但药少力轻，若属胸痹心痛重证，当配合其他方剂使用。

❀ 痰气互结心痛案 ❀

素有心痛之证，年久饮食无碍，虽当盛暑，身亦无汗，非寒证可知，脉迟兼弦涩，大便时秘时溏，又苦吞酸，用二陈加味治之。

制半夏二钱　陈皮一钱　炙甘草一钱　白茯苓三钱　黄芩一钱　川连一钱（炒）　炒白术二钱　桃仁一钱（去皮尖）　郁李仁一钱　泽泻一钱　水同煎服。（《南雅堂医案》）

【评议】 本案为痰气互结，气机阻滞，不通则痛，故见心痛，脉迟兼弦涩；肝气横犯脾胃，故见大便时秘时溏，又苦吞酸。治用二陈汤以化痰行气，黄连、黄芩以清肝木郁火，白术、泽泻健脾利湿，桃仁、郁李仁润下散瘀。观此脉症及处方，案中所说"心痛"，当属"胃痛"。

🦚 肝气夹瘀心痛案 🦚

脉伏，头汗淋漓，当心而痛，肢冷，系肝气挟瘀之证，防厥。

金铃子二钱　延胡索一钱五分　旋覆花一钱五分　五灵脂二钱（醋炒）　没药一钱五分　白蔻仁一钱　丁香一钱　代赭石二钱　制乳香一钱五分　制香附一钱（《南雅堂医案》）

🦚【评议】　本案为肝气上逆，气滞血瘀之证，药用金铃子散以泄肝活血止痛，旋覆花、白蔻仁、香附、丁香、代赭石疏肝降逆，行气解郁，五灵脂、乳香、没药活血散瘀止痛。本例酷似阳气虚脱之证，但从其处方用药来看，当属实证无疑。其脉伏肢冷，系气滞血瘀致阳气不得宣展使然，与虚证厥脱迥然不同。值得一提的是，在真心痛的治疗中，防脱防厥是减少死亡的关键，必须辨清症情的顺逆，一旦见到有厥脱迹象者，即应于厥脱之先，投以防治厥脱的药物，以阻止其进一步恶化。若俟厥脱见证明显，始治

46

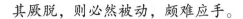

其厥脱，则必然被动，颇难应手。

痰瘀互阻胸痹案

心痛彻背，是名胸痹，乃阳气不宣，痰浊与瘀血交阻于中，是以得食则梗痛，口燥不欲饮，大便坚黑，胀形细涩，曾吐紫血，恐非顺境，姑拟一方列后。

制半夏二钱　白茯苓二钱　炙甘草一钱　薤白一钱五分　陈皮一钱　全瓜蒌二钱　桃仁一钱五分（去皮尖）　玄明粉一钱五分　旋覆花一钱　红花一钱五分　参三七五分（研末冲）左牡蛎三钱（《南雅堂医案》）

【评议】　痰浊与瘀血交阻于中，阳气不宣为本例胸痹病机所在。治以瓜蒌、薤白辛温通阳；半夏、茯苓、陈皮、炙甘草以化痰浊；旋覆花、玄明粉以通下攻积，导痰浊下行；桃仁、红花、三七、牡蛎以活血化瘀散结。患者大便坚黑，曾吐紫血，提示有上消化道出血病史，治疗时应注意预防再次出血，方中拟加入藕节炭、陈棕炭等凉血止血之品。

真热假寒心痛案

心窝痛甚如割，势刻不可忍，面目现青红色，手足如冰，水浆不能入口，虑是真心痛之证，极属危险，法在不治。然此症原分寒热两种，寒邪直中阴经，猝不及防，决难施以挽救，今幸舌苔见燥，知为热邪所犯，势虽急而尚缓，何忍坐视不救，姑拟一剂速进之，或可希冀万一，拟方请裁。

炒白芍八钱　栀子三钱（炒黑用）　广木香二钱（研末冲）炙甘草一钱　石菖蒲一钱　水同煎服。（《南雅堂医案》）

❈【评议】　本案心痛甚剧，手足如冰，饮食不进似寒中之证，而舌苔见燥，势虽急而尚缓，医家断为实热之证。药用栀子清肝经实火，炒白芍、炙甘草柔肝缓急止痛，广木香行气止痛，石菖蒲通窍醒神。证属疑似，辨治非易。现代有人分析了冠心病的发病情况，有些病人的心绞痛发作次数频繁，发病时面红耳热，咽燥口干，脉搏加快等症，中医称之为"热痛"，临床表明这种类型心绞痛病人具有偏于阴虚体质的特点，所以产生症状朝着"热"证方向演变；而另有些病人在心绞痛发作时，与前者恰恰相反，表现为四肢冰凉，冷汗淋漓，面色发白，这类病人具有阳虚体质的特点，所以引起"寒凝血结"的病理变化，产生的症状向着"寒"证方向演变。至于掌握胸痹心痛的寒热辨别，其中辨疼痛性质是关键，属寒者，疼痛如绞，遇寒则发，或得冷加剧；属热者，胸闷、灼痛，得热痛甚。

🌸 心脾血虚心痛案 🌸

脉沉而短涩，心痛时作，轻重相间，喜用摩按，得食痛势稍减，饥则更痛，系虚候也，用归脾加味主之。

人参二钱　白术二钱　白茯神二钱　炒枣仁二钱（研）黄芪一钱五分　当归身一钱（酒洗）　远志一钱（去心）　龙眼肉二钱　木香五分　炙甘草五分　石菖蒲一钱　加生姜两片　大枣三枚　水同煎服。（《南雅堂医案》）

🌸【评议】　本案为心脾血虚之证，陈修园《医学从众录》云："虚痛即悸，脉浮而小细，或沉而短涩，其痛重轻相间，多日不愈。心悸，最喜摩按，得食小愈，饥则更痛。宜归脾汤加石菖蒲一钱，木香五分主之。"与本案甚合。《玉机微义·心痛》云："有病久气血虚损及平素劳作羸弱之人患心痛者，皆虚痛也。"脾胃为气血生化之源，治疗上要益气健脾、养血复脉，才能切中病机，峰回路转，笃显疗效。

🌸 清阳失旷胸痹案 🌸

胸膺乃阳之部位，清阳失旷，则胸痹而痛，午后阴气主事，故痛尤甚，拟用苓桂术甘汤加味治之。

桂枝木一钱五分　白茯苓二钱　白术一钱　炙甘草一钱　瓜蒌仁二钱　制半夏一钱　白蔻仁一钱　薤白八分　干姜八分　陈皮一钱（《南雅堂医案》）

❀【评议】　本例胸痹乃胸阳不旷，痰饮互结使然。故用瓜蒌薤白半夏汤加陈皮、干姜、蔻仁以宣痹通阳，化痰散结，加用苓桂术甘汤以加强温化痰饮之力。综观全案，陈氏紧扣通阳逐饮为治，用药可谓切实。

🌸 痰阻中焦胸痹案 🌸

脉细，胸痹脘痛，兼有痰饮，甚则呕酸，胃阳式微，先宜宣通中焦阳气。

桂枝木八分　吴茱萸一钱五分　白茯苓二钱　陈皮一钱　瓜蒌仁二钱　枳实一钱　干姜八分　薤白一钱　制半夏二钱　白蔻仁一钱　炙甘草八分（《南雅堂医案》）

❀【评议】　陈修园《医学从众录》云："痰痛即饮痛，脉滑，咳嗽，其痛游走不定，宜二陈汤加干薤白五钱、瓜蒌皮二钱主之。"本例胸痹脘痛，治用瓜蒌、薤白以通阳散结，干姜、吴茱萸、桂枝以宣通中焦阳气，配二陈加枳实、蔻仁以行气化痰，助温化痰饮之力。喻嘉言有言："胸中如太空，其阳气所过，如离照当空，旷然无处，设地气一上，窒塞有加。"说明人身血脉需以温煦以运行，若胸阳不足或胸阳被郁，均可导致浊阴上逆，阻遏清阳而形成胸痹心痛。故治疗上在去除病因之外，还需扶助正气，使胸中恢复"离照当空，旷然无处"之状。

🏵 中焦虚寒胸痹案 🏵

胸痹腹痛，夜甚昼安，清阳不振，浊阴僭逆，拟先宣通阳气为主。

桂枝木八分　人参二钱　白术土炒三钱　炙甘草八分
制半夏二钱　白茯苓三钱　炮附子五分　干姜五分　川椒
五分　陈皮八分（《南雅堂医案》）

🏵【评议】　上焦胸阳不旷，中焦清阳不振，以致浊阴僭逆，而见胸痹腹痛等症。浊阴者，痰饮是也。故用人参汤以温中，加桂枝、附子、川椒以助温阳，加陈皮、半夏、茯苓以化痰饮。用药切中肯綮，效验可期。在临床上，由于患者常多种病因合而为胸痹，证候表现寒热错杂。因此，在"宣通阳气"基础上，结合行气开郁、消痰化湿等方法，在胸痹心痛的治疗中有着重要意义。

❀ 火逆心痛案 ❀

曾治乡中一人，患心中卒痛，手不可按，来寓求治。予曰：此火邪直犯心君也，若不急救其火，则脏腑内焚，顷刻立逝。急与黑栀三钱、白芍五钱、甘草一钱、良姜七分、天花粉三钱、苍术三钱、贯众二钱，煎服二剂而效。此方妙在用栀子以清火，若疑心经之热，而用黄连误矣。黄连性燥，不可以燥益燥而转助其焰矣，惟栀子泻肝木之火，母衰则子亦衰，不泻心火，正所以泻心火也；且又重用白芍同以泻肝；又加良姜以引入心经；复增天花粉以逐其火热之痰，痰去而火热自散，肝郁亦舒。此急治肝而以治心也。谚云：要得锅中不滚，除是釜底抽薪。余可类识。（《齐氏医案》）

❀【评议】《备急千金要方·心腹痛第六》分九种心痛："一虫心痛；二注心痛；三风心痛；四悸心痛；五食心痛；六饮心痛；七冷心痛；八热心痛；九去来心痛。"此属热心痛，又名大心痛、火心痛。证见心中灼热剧痛，畏寒喜冷，时作时止，或兼见面目赤黄，身热烦躁，掌中热，大便坚等。治法宜解郁泄热。本例用药匠心独运，别具一格，方义分析，亦颇多阐发。唯方中用苍术、贯众，其意不得而知。

❀ 心痛欲死验案 ❀

曾治一邻友，患心痛欲死，问治于余。即与贯众三钱、乳香二钱、白芍三钱、黑栀子三钱、甘草六分煎服而痛去如失。(《齐氏医案》)

❀【评议】 本案脉证失于简略，观其方药，当属火热心痛，药用黑栀子、白芍以清肝柔肝，乳香以辛香入络止痛，甘草以补中益气，调和诸药。唯君药贯众，齐氏对心痛屡用之。考贯众一药，出自《吴普本草》，《神农本草经》谓其"主腹中邪热气，诸毒，杀三虫"。《太平圣惠方》贯众散中配伍鹤虱、狼牙、麝香、芜荑仁、龙胆等以治蛔虫攻心，吐如醋水，痛不能止。现代药理研究表明，它有较强的杀菌、抗病毒作用，但其治疗心痛的作用机制未明，很值得深入研究。

❀ 寒气侵入心经心痛案 ❀

曾治张天元，患心中疼痛，手足温和，予以热手试按之，则痛微。乃曰：此寒气侵入心经也，宜用散寒止痛汤：良姜三钱、白术三钱、苍术三钱、贯众三钱、甘草一钱、肉桂一钱、草乌一钱。煎服一剂而安。此方妙在用贯众以祛邪，用二术以祛湿，邪湿俱

去而又加之散寒之品，自然直中病根，而其病去如扫也。(《齐氏医案》)

🔘【评议】《素问·举痛论》云："寒气人经而稽迟，泣而不行，客于脉外则血少，客于脉中则气不通，故卒然而痛。"《诸病源候论·心腹痛病诸候》也说："心腹痛者，由腑脏虚弱，风寒客于其间故也。"故天气变化、骤遇寒凉而诱发胸痹心痛。本案药证已自析清晰，可供参考。

🌸 火热心痛案 🌸

曾治钟兴顺，患心中疼痛，三日而加剧，危在此刻。予扪其手足反冷，即语之曰：此乃火气焚心而痛也。遂与泻火止痛汤，用炒栀三钱、甘草一钱、白芍二两、半夏二钱、柴胡三钱，水煎服，一剂而安。此方之妙，在用白芍之多，泻水中之火，又加栀子直折其热，而柴胡散邪，半夏逐痰，甘草和中，用之得当，故奏功如响耳。(《齐氏医案》)

🔘【评议】 心痛有寒热之别，医者于四诊中尤精于按诊，扪按手足以试其寒热，确有高明之处。至于处方用药，多取轻清灵动之品，独辟蹊径，颇有特色，对现代治疗心绞痛，不无参考和研究价值。泻火止痛汤出自《石室秘录》，由炒栀子、甘草、白芍、半夏、柴胡组成，主治心痛，火气凌心，手足反冷。此案妙在用白芍之多，泻水中之火，又加栀子直折其热，而柴胡散邪，半夏逐痰，甘草和中。用之得当，奏效如神。

寒积胸痹案

张　寒气稽留，气机不利，胸背引痛，脘胁气攻有块，宜辛温通达。

二陈汤去草，加瓜蒌皮、薤白头、干姜、吴茱萸、延胡索、九香虫。（《王旭高临证医案》）

【评议】《素问·调经论》云："厥气上逆，寒气积于胸中而不泻，不泻则温气去寒独留，则血凝泣，凝则脉不通，其脉盛大以涩，故中寒。"本例寒气稽留，胸中阳气不振，痰气互阻上中两焦。治以仲景辛温通阳之法。瓜蒌皮、薤白温阳开痹，干姜、吴茱萸温运中焦，合二陈以化中焦痰浊，延胡索、九香虫则有通络止痛之功。

凉燥胸痹案

谭　四十七岁　五月初二日　感受金凉，胸痹头痛，脉弦细而紧。

薤白三钱　川椒炭三钱　厚朴二钱　桂枝三钱　陈皮三钱　高良姜二钱　半夏三钱　苡仁五钱　生姜五片　大枣二个

二帖。

十八日　燥气虽化，六脉俱弦，舌苔白滑，用阳明从中治法，与苦辛淡法，最忌酸甘。

半夏四钱　苡仁五钱　香附三钱　茯苓四钱　干姜钱半　益智仁二钱　陈皮三钱　蔻仁钱半　川椒炭二钱

二十一日　脉仍弦紧，热药难退，咳嗽减，效不更方。右胁微痛，加香附三钱。

二十三日　右胁微痛，脉弦紧如故，加苏子霜三钱、降香末三钱、旋覆花三钱。

二十六日　胁痛咳嗽皆止，痰尚多，脉弦未和，于前方内去香附、苏子霜、降香、旋覆花，加桂枝四钱、干姜二钱半，以充其阳气，行痰饮，和弦脉。（《吴鞠通医案》）

◎【评议】　本案首诊治以辛温通阳之剂，以川椒炭、薤白、高良姜、桂枝通阳、散寒、止痛，又以厚朴、陈皮、半夏、薏苡仁化中焦之痰浊，加姜、枣以调和营卫。再诊以苦辛淡法，总以化痰利湿，行气止痛为治。三诊及四诊增加疏肝降气之药。末诊仍以温通阳气为治。案中所说"感受金凉",对照患者发病时日,当非"秋燥"之病。也许时日记述有误。值得注意的是,患者前后五诊时,证候虽有变化而脉象弦细而紧却不变,说明寒凝气滞病机一以贯之,故通阳散寒、行气化痰贯穿始终。

浊阴上攻胸痛案

某 脉弦细而紧,浊阴上攻,胸痛,用辛香流气法。

淡吴萸三钱 小枳实二钱 木香一钱 川朴二钱 川楝子三钱 广皮二钱 槟榔钱半 荜拨二钱 乌药二钱 良姜三钱

三帖。

初八日 补火生土,兼泄浊阴。

淡干姜二钱 半夏三钱 淡吴萸二钱 乌药二钱 茯苓块三钱 生苡仁三钱 广皮钱半 益智仁钱半,煨

四帖。(《吴鞠通医案》)

【评议】 叶天士谓浊邪有形之结,非辛香无以入络。辛香之药不但可以走窜通络,还兼引经之用,可引诸药达于病所。本例因浊阴上攻胸痛,故初诊以枳实、川朴、广皮开胸理气,槟榔、乌药顺

57

气降逆，荜茇、良姜、木香、吴萸等辛香之品通络
止痛，温运阳气。二诊则以干姜、吴萸温运中焦，
陈皮、半夏、茯苓、薏苡仁化痰利湿，并用益智仁
以温肾助阳。若兼血瘀，胸脘刺痛，可加丹参饮以
活血调气；舌质紫黯者，可加活络效灵丹以化瘀
止痛。

🎋 食积气阻胸痹案 🎋

赵　有年，胸痹食阻，由举重伤气所致。脉小弱
是阳结欲闭之候，述数月前膈痛，饮糜粥辄阻，自谓
膈噎已成。今作胸痹治，通其脘中欲闭之阳。参《金
匮》法，栝蒌、薤白、桔梗、杏仁、橘白、丁香，用
辛滑温通，胸脘俱爽，食入不拒，竟进粥饭，然病初
愈，恣意粉团干饭，非高年祝噎①所宜。(《类证
治裁》)

🔴【评议】　上焦气阻，阳气不得流行，发为胸痹。
治以温通之法，药用瓜蒌、薤白以辛温通阳，桔梗、
杏仁以宣降肺气，橘白、丁香以通络止痛。诸药配伍
精妙，可为效法。《幼幼集成·食积证治》云："夫饮

---

① 祝噎：即"祝哽祝噎"，祝：祷祝；哽、噎：食物堵住食道。古代帝王
敬老、养老的表示：请年老致仕者饮酒吃饭，设置专人祷祝他们不哽不噎。

食之积，必用消导。消者，散其积也；导者，行其气也。脾虚不运则气不流行，气不流行则停滞而为积。或作泻痢，或作痞，以致饮食减少，五脏无所资禀，血气日愈虚衰，因而危困者多矣，故必消而导之。"此可供治疗胸痹食积参考。

胸痹营伤误治案

糜氏　中年脘痞，食减不饥，吐沫，渐成胸痹。乃上焦气阻，腑失通降。治者以为噎膈，专用术、附、蔻、朴，燥脾破气劫津，渐致阴伤液涸，大便不通，下焦壅则上焦益加胀满，恐延关格重症矣。宜辛通苦降法。蒌仁、杏仁、郁李仁、贝母、枳壳、苏梗、郁金汁、薤白汁，五七服胸膈舒，大便润而食进。（《类证治裁》）

【评议】　叶天士谓营伤者不宜用刚温辛燥之药，以防耗液伤阴。本例胸痹因误治阴伤液耗，林珮琴（《类证治裁》作者）以辛润通阳为治，诸药多取种仁、汁液等润而不燥之品。其中蒌仁、杏仁、郁李仁润下宽胸，宣肺行气，贝母清肺化痰，郁金汁、薤白汁温润以开胸解郁，枳壳、苏梗一升一降以宣降气机。

❀ 痰浊上犯胸痹案 ❀

赵　脉缓胸痹，阳气不舒。用苓桂术甘汤加砂仁壳，数服效。（《类证治裁》）

❀【评议】　本例胸痹，叙症甚略，以方测证，当属痰饮上犯所致，故治宗《金匮要略》"病痰饮者，当以温药和之"之旨，而用苓桂术甘汤。若痰浊闭塞心脉，猝然剧痛，可用苏合香丸芳香温通止痛；因于痰热闭塞心脉者用猴枣散，清热化痰，开窍止痛。

❀ 胸痛疑似案 ❀

蒋　胸右偏痛，呼号欲绝，日夕不能卧。医初疑胃气，疏香燥破气方，不应，改用乳香、当归、延胡索、灵脂，由气分兼入血分，乃益痛，更谓心痛彻背。予问曾呕吐否，曰未也。予谓痛不在心胃，乃胸痹耳。症由胸中阳微，浊阴上干。仲景治胸痹喘息短气，用栝蒌薤白白酒汤通阳豁痰，复加半夏，正合斯症，仍加橘红，一啜遂定。（《类证治裁》）

❀【评议】　中医诊病，难在辨证，辨证明则用药灵。前医用香燥行气不效，以为入血入络，而行活血通络之法仍不效。今以仲景瓜蒌薤白白酒汤加半夏一剂而愈，功夫全在识证之确。在临床实践中，更要注意寒热错杂的证候以及寒热转化。

气机郁滞胸痹案

陈尔毕 _{请叶天士先生看过不效,乾隆五年六月} 行血无瘀，通则复痛，病起于忧思郁结，症属气分，非干阴血瘀凝。由脾胃之阳，郁遏四肢，故为厥冷。阳不降，阴上逆，暮夜则痛，乃胸痹之沉锢。仲景每使辛温之药，开通郁遏之阳，仿以为法。

瓜蒌　薤白　半夏　白酒 （贡一帆先生方案）（《龙砂八家医案》）

【评议】 本例胸痹乃病在气分，与血瘀无涉，且阳气不降，浊阴上逆所致，故用仲景瓜蒌薤白半夏汤通阳开痹，祛痰化浊。瓜蒌薤白半夏汤现代除用于治疗冠心病心绞痛之外，还可用于治疗风湿性心脏病、室性心动过速、肋间神经痛、乳腺增生、慢性阻塞性肺病、创伤性气胸、老年咳喘、慢性支气管肺炎、慢性胆囊炎等。有报道用本方加丹参、三七、檀香等治疗冠心病；加浙贝母、芥子、乳香、没药治疗乳腺增生；加紫菀、款冬花等治疗老年咳喘；加杏仁、石菖蒲、射干、紫菀等治疗慢性支气管炎；加枳壳、大腹皮、葛根、丹参等治疗慢性胆囊炎等，均取得了良好的效果。异病同治，一方多用，是中医治病的特色，瓜蒌薤白半夏汤如是，其他方剂莫不皆然。

胸痹误用辛燥案

成都一少妇，因其夫赌博荡产，气忿成郁，病患胸腹胀满，痛彻脊背，日夜呻吟，饮食不进，已十余日矣。其妇素有吐血症，气亦甚弱，平日惯服桂附，医者力禁寒苦，日增姜桂，痛亦加剧。呕吐不止，大小便点滴不通，延余诊治。其脉沉而有力，谓之曰：此胸痹症也。宜栝蒌半夏白酒薤白汤。但胸中热药停积，上下关门闭塞，已入者不能泄，未入者不能纳，是以下不通而上呕吐也。当加厚朴、大黄，以斩关夺隘，其病方能获效。其夫惑于前医，畏大黄如砒毒，坚不肯用。余晓之曰：尔妇之病，因气结胸膈，上膈与下膈，格拒不通，气血不能周流，积于胸中，久而成热，医者又以桂附添其火势，津液被烈火焚毁，大小便因而不通，此时症在急危，非大黄莫能胜任，其妇病苦日久自愿尝试，余乃疏方治之，方用栝蒌根八钱，以降其气；法半夏八钱，以开其郁；干薤白五钱，入膈膜以疏其滞；油厚朴三钱，入胸腹以平其逆；生栀仁三钱，以清其郁火；炙甘草二钱，以固其中州；白酒同煎，通其经络而开其窍隧也。外用生大黄三钱，肉桂一钱，另熬极熟，同煎药冲服，下利三次，痛与吐立时均止，随用调和血气之药，不十日而平复如常。(《医案类录》)

❀【评议】 郁怒伤肝，肝郁气滞，郁久化火，灼津成痰，气滞痰浊瘀阻心脉，而成胸痹心痛。胸痹之症本应辛滑通阳为治，而屡用刚猛辛燥之药，耗液伤阴，几成危症，非医家精于辨证，胸有定见，恐难挽回。是案病因病机分析端详，治法方药阐发周全，洵为不可多得的佳案。

❀ 寒滞中焦胸痹案 ❀

一妇人胸腹疼痛，牵引小腹，口吐清水，连声呻唤不绝。余诊其脉，六部皆沉，此寒痹也。遂用栝蒌半夏白酒薤白汤，加入厚朴、干姜、吴萸，一剂而愈。(《医案类录》)

❀【评议】《医门法律·中寒门》云："胸痹心痛，然总因阳虚，故阴得乘之。"本案寒凝气滞，胸阳不展，故以辛温通阳为治，药用瓜蒌薤白半夏汤以温阳宣痹化浊，加厚朴、干姜、吴萸以温运中焦之阳气，使脾胃枢机得利，阳气流行，痰浊无以化生。

🌀 胸痹气郁化火案 🌀

一妇人胸腹疼痛，叫唤连声，拒人摩按。余诊其脉，沉紧有力，此气闭而兼火也。仍用栝蒌半夏白酒薤白汤，加入厚朴、生军、木香、黄连，亦一剂而愈。(《医案类录》)

🌀 **【评议】** 胸痹心痛，上焦气阻，中焦枢机不利，痰浊停滞，郁久化热，治用瓜蒌薤白半夏汤，通阳化浊散结，加厚朴、木香以行中焦气机，黄连、大黄以清郁热。药中鹄的，厥疾顿愈。若气郁日久化热，伴见心烦易怒，口干，便秘，舌红苔黄，脉数者，亦可用丹栀逍遥散疏肝清热。

🌀 太阳伤寒胸痹案 🌀

一妇人胸腹胀痛，贯彻背心，牵连颈骨，其夫向余求方，余曰：胸痛彻背，背痛彻胸，此痛此症也。颈骨为太阳出入之路，又为诸阳会聚之所。今痛连颈骨，是太阳经伏有寒邪也。拟用栝蒌半夏白酒薤白汤内加细辛、羌活，果一剂而获效。(《医案类录》)

● 【评议】 胸痛彻背、背痛彻心者，多为寒凝心脉，故本例胸痹之治法，在仲景方的基础上，据证加入细辛、羌活以散太阳寒邪，其获效之迅捷，在于辨证准确耳。若伴阳虚之象，宜配合温补阳气之剂，以温阳散寒，不可一味用辛散寒邪之法，以免耗伤阳气。

❀ 瓜蒌薤白半夏汤治案 ❀

胡左 胸下痛，痛彻背，仿瓜蒌薤白半夏汤以进之。

瓜蒌仁 炒蚕沙 干薤白 姜汁炒川连 制半夏 刺猬皮一钱半 川楝子一钱 延胡索炒，一钱（《朱枕山医案》）

● 【评议】 本案以通阳化浊、理气止痛为法。然案中姜汁炒黄连、刺猬皮等为肠胃病所习用，疑有胃脘兼杂之症。胸痛常兼见胃肠道症状，多因胸阳衰弱引起脾失运化，临床上应适当配合健脾运中之品。

❀ 痰浊阻痹治案 ❀

朱 膻中为天气所居之地，其隐隐作痛，气痹而为痛也。以通则不痛之法与之。

复花　薤白　蚕沙　杷叶　麻骨　制半夏（《吴医汇案》）

⬤【评议】　高奉先《医宗释疑·胸痛》曰："胸者，锁骨之下，两乳中间膻中是也。膻中为气海，心肺所居之地也，清阳升降之路，稍有阻碍，胸痛生焉。"本案为痰浊阻痹，气机阻碍，不通则痛。治用薤白、半夏、蚕沙以通阳化浊，旋覆花、枇杷叶以降气。麻骨即麻骨风，是具有利湿除滞作用的草药，属于夹竹桃科植物，所含的强心苷类成分毒性极高，对心脏同时有正面或毒性的影响，曾有小量致命或差点致命的报告，使用时应注意剂量。

❀ 瓜蒌薤白汤治案 ❀

吴右　心痛彻背，背痛彻心，瓜蒌薤白汤论治。

蒌皮　茯苓　薤白头　晚蚕沙　制半夏　白檀香延胡索　川楝子　桂花叶（《吴医汇案》）

⬤【评议】　胸痹之证，多由胸阳失旷，痰湿阻气使然。除胸痛彻背、背痛彻心之症外，常伴见心中痞气，胸满咳喘，痰黏不爽，舌淡黯苔白腻，脉沉伏或弦滑等症。本案宗仲景法，以瓜蒌、薤白、半夏以温运胸阳，延胡索、川楝子以理气止痛，茯苓、蚕沙以利湿化浊，檀香以降气逆。桂花叶一味具疏肝理气之功，用于此处，颇为灵巧。

🦋 泄浊通痹案 🦋

钱左　俞络之气为浊所痹，痹则为痛。纳谷而痛者，谷浊以浊投浊，是以痛也。泄其浊而痹者亦通，即是通则不痛之义。

蚕沙　归尾　地枯蒌　白檀香　蒌皮　制半夏（《吴医汇案》）

🌸【评议】《症因脉治·胸痹》："胸痹之症，即胃痹也。胸前满闷，凝结不行，食入即痛，不得下咽，或时作呕。"此案有纳谷而痛者，似现代食管疾病，所用降气利湿化浊之法，颇合病情。其中归尾一味，有活血通络之功，用于通络除痹，为点睛之笔。又方中地枯蒌，又名枯萝卜，功能宣肺化痰，利水消肿，化积滞。适用于面黄肿胀，咳嗽多痰，水肿，食积痞闷，痢疾，痞块等症。本例用之，是取其利气消滞之功。

🦋 寒饮积中气机窒塞胸痹案 🦋

胸痹痛彻背，寒饮积中，气机窒塞，脉沉弦。久恙难奏近功。

公丁香　代赭石　干姜　白术　旋覆　枳壳　半夏　瓜蒌　香附　苏梗　皮苓　郁金（《吴医汇案》）

❋【评议】　案中云"寒饮积中，气机窒塞"，为病机关键所在，故所用方药除温阳蠲饮外，重在理气降逆为主。若痰食中积，停滞于胃，胃气不降，上逆胸中，壅塞气机，痹阻胸阳，治当和胃降浊，斡旋中州，方用越鞠丸、平胃散等加减。

心阳不布心痛案

沈一飞室，皂泾。心痛彻背，背痛彻心，呕吐痰涎汁沫，甚至肢冷似厥。此乃肝厥犯胃，痰饮阻塞，阴翳上蒙，心阳不布故也。且拟辛滑通阳，两和木土治。

瓜蒌皮三钱，白酒炒　赤芍一钱半　新绛三分　左金丸二分　薤白头三钱，白酒炒　楝实二钱　香附四钱　旋覆花一钱半　水炙草三分　桂枝三分　谷芽一两　沉水香三分　制半夏二钱

宣心阳，和肝胃，痛缓呕止，而四末温暖如常矣。仍当辛滑通阳为治。加橘络五分。（《慎五堂治验录》）

❀【评议】 肝气横逆，气机阻滞，上焦阳气不布，浊阴上犯，故见胸痹疼痛。肝气犯胃，胃失和降，故见呕吐痰涎、汁沫。阳微无以温煦四肢，故见肢冷似厥。治以辛温通阳，疏肝和胃。药用瓜蒌、薤白、桂枝宣通心阳，左金丸、谷芽疏肝和胃，赤芍、新绛柔肝、活血、凉血，楝实、香附疏肝、行气、止痛，旋覆花、沉香、半夏以降逆止呕。二诊加橘络以疏肝通络。方中新绛、旋覆花是《金匮要略》旋覆花汤的主药，功能活血、通络、止痛。考新绛一药，《神农本草经》《本草纲目》等均未记载，现今《中药大辞典》亦未收录。本品究为何物，其说不一。《本草乘雅半偈》："降真，新绛也，推陈出新，降者大赤"，认为是降真香，而陶弘景则称绛为茜草，新绛则为新刈之茜草，有的医家认为是绯帛（以茜草初染或以猩猩血、藏红花汁、苏木染成者），至今不明，现代临床上多用茜草替代。

❀ 胸痹心痛误攻案 ❀

陈栾掌，乙酉秋，东汤家港。患心痛，经久不愈，有人荐疡医许姓者治，遂往求诊。医曰是证三诊可愈矣，病人深信不疑。讵①知一诊而下血，二诊而

痛甚，三诊则痛及周身，遂至昏厥，就此卧榻不能起矣。予因近邻而闻之，曰：古人云一逆尚引日，再逆促命期，信非虚语也。若服药而增剧，宁不服药为中，医乃力劝止药，望其渐苏。后厥虽平而痛不休，遍求走方，西法杂治，均皆不应，渐渐困败。不忍坐视，曰：此证由于胸痹不用通阳反投蛮攻，经络脏腑俱伤，其邪乘机走窜脏腑经络，勉从行痹治，俾邪从外达为幸。

羖羊角灰七钱　苍耳子四钱　威灵仙六钱　乳香五钱　白芥子五钱　刺猬皮五钱　穿山甲四钱　五灵脂五钱　延胡索三钱　草果三钱

为末，陈酒调服，每日服一钱五分。外用摩风膏频擦。至一月余，痛止而能出外行走矣。（《慎五堂治验录》）

●【评议】　本案为胸痹心痛之证，误用攻法而致下血乃至昏厥，经络、脏腑俱伤。叶天士云："初为气结在经，久则血伤入络"，又云"久痛入络"。此案所用即为透达络邪之法。药用苍耳子、威灵仙、乳香、白芥子、草果以辛香通络止痛，五灵脂、延胡索以活血、通络、止痛，羖羊角、刺猬皮、穿山甲等动物药以走窜剔邪搜络。病情颇多曲折，经治化险入夷，耐人寻味。案中所说的"不服药为中"，出自

《汉书·艺文志·方技略》中"经方者，本草石之寒温，量疾病之浅深，假药味之滋，因气感之宜，辩五苦六辛，致水火之齐，以通闭结，反之于平。及其失宜者，以热益热，以寒增寒，精气内伤，不见于外，是所独失也。故谚曰：有病不治，常得中医。"其原意是人患了病，如果不是大病、重病，可以先不急着去治，如果去就医就需要非常慎重，一定要选择医德高尚、医术精湛，真正有水平并可信赖的良医就诊，否则庸医杀人不用刀、不见血，值得深思。

肝气犯胃胸痹案

戈娘娘　丁亥仲春，西门。诊脉小紧数，舌苔薄黄，胸痛彻背，痛甚则呕，病累一载。胸中阳气不宣，肝木乘机犯胃，并顾治之。

苏罗子[1]三钱　瓜蒌壳三钱，白酒炒　云茯神三钱　佛手一钱半　旋覆花三钱　金铃子一钱半　薤白头一钱半　荷梗二尺　制半夏一钱半　生香附三钱　广郁金一钱半

服药后经岁之痛已释，脉亦平和，依原加减守之。

制半夏二钱　西赤芍一钱半　旋覆花二钱　白螺蛳

---

① 苏罗子：即娑罗子的别名。

壳五钱　瓜蒌壳三钱，白酒炒　于潜术七分　金铃子一钱半
薤白头一钱半　新会皮一钱　谷芽五钱（《慎五堂治
验录》）

●【评议】《金匮要略·胸痹心痛短气病脉证治》
篇云："胸痹之病，喘息咳唾，胸背痛，短气，寸口
脉沉而迟，关上小紧数，瓜蒌薤白白酒汤主之。"脉
小紧数，当属寒凝阳衰，痰阻心脉，胸阳不振之证。
但本案又有舌苔薄黄，痛甚则呕等，显为胸阳不宣，
肝木犯胃。治以宣痹通阳，疏肝和胃。药用瓜蒌壳、
薤白以辛滑通阳，旋覆花、半夏以降气化痰，佛手、
香附、郁金、苏罗子疏肝和胃，金铃子、荷梗以通络
止痛，茯神以健脾宁心。药证合拍，其病若失。二诊
以平肝降逆，消食和胃，以善其后。

🌸 胸痹验案 🌸

一俞姓男子患病痛彻背，即《金匮》所谓胸痹是
也。投以瓜蒌薤白散而愈。此乃古人定法，极易治之
病，下工不知，每用香燥耗气，往往多方图治，以易
为难，而因之致害者甚多，故偶存之。（《一得集》）

●【评议】　仲景治疗胸痹的方剂，乃经世名方，
历验不爽。本案的告诫，确为有得之言，值得深思，

究其关键，在于能否辨证论治正确和及时，克服一方一药统治胸痹的倾向。如现代研究表明，某些急性心肌梗死的直接原因是冠状动脉痉挛，而未必是动脉粥样硬化冠状动脉闭塞，而芳香温通中药如冠心苏合丸及苏冰滴丸等，能快速解除冠状动脉痉挛，故对冠心病、心绞痛的治疗，较之古方瓜蒌薤白汤，疗效有所提高。

真心痛案

何某年三十余，忽患心痛，甚则昏厥，急召余诊。唇面俱青，以手紧按胸膛，痛剧不能言。脉之左关尺紧，寸口如循刀刃。右手不克诊，以紧按胸膛故也。余曰：此真心痛病，旦发夕死，夕发旦死，虽卢扁复生，不能救也。逾时果卒。（《一得集》）

【评议】"真心痛"相当于现代心绞痛极重之症，易出现心源性休克，预后恶劣，古人对此亦早有认识。如《灵枢·厥病》篇谓："真心痛，手足青至节，心痛甚，旦发夕死，夕发旦死"，但随着医疗经验的积累和医学水平的发展，后世许多医家对真心痛等同于死证的说法提出异议。如清·陈士铎在《辨证录》中云："人有真心痛，法在不救，然用药得宜，亦未尝不可生也。"现代研究表明，真心痛如能及时采取有效的抢救措施，还是能够转危为安的。

🌸 脾胃虚寒胸痹案 🌸

庚寅冬，余至山东，有友朱汉舲患心胸痛，或数日一发，或一日数发，如是者六七年。余切其脉，濡数少神，知是肝脾心痛，既寒且虚，与以温补重剂，服之，有小效，无大效。因思症系中空，甘草可满中，并能缓急止痛，仍前方加炙甘草至一两，痛果大愈。(《诊余举隅录》)

🌸【评议】 医者，意也。"因思症系中空，甘草可满中"，遂用大剂甘草以补中益气，且能缓急止痛，果获良效。考炙甘草性温、味甘，功能除了补脾益气外，还有缓急止痛的作用。现代研究表明，炙甘草含有甘草甜素、甘草次酸、甘草多糖等多种化学成分，具有缓解血管平滑肌痉挛的作用。此等验案，实属罕见，可资借鉴。前贤有云："有是证即用是药。"笔者认为可补充一句："有是证即用是量。"未识当否？

🌸 真寒假热心痛喉痛案 🌸

过左　心痛彻背，本有成法可遵，无如宿有喉症，辛热之药，不能飞渡。所以攻逐痰水以展其胸中之阳气，辛润滑利以通其胸中之阳气，复以辛温大热之品匼①以进之，喉无所苦，其为阴邪厥逆上干，可以显见。故喉痛一层，确是阴盛逼阳于上，若是阴虚火炎，断无一腔之内而相反若是者。进遵《金匮》成法，似不为过。

人参须五钱，另研和入　野於术八钱　整砂仁五钱
制乌附片五钱　云茯苓二两　广木香四钱　炙黑草四钱
炒蜀椒四钱　赤石脂五钱　炒淡干姜五钱

上药研为细末，蜜丸如桐子大，每空心服二钱。
(《张聿青医案》)

◉【评议】《金匮要略》云："心痛彻背，背痛彻心，乌头赤石脂丸主之。"《医宗金鉴》云："方中乌、附、椒、姜，一派大辛大热，别无他顾，峻逐阴邪而已。"本案阴邪上犯，胸中阳气为之闭塞，而见心痛彻背；阴盛逼阳于上，而见真寒假热喉痛之症。治以辛温大热之品以驱下焦之阴，而复上焦之阳。医家能辨病于疑似之间，确属难能可贵。方中赤石脂，为固涩阳气，以防辛散耗气。至于采用"匼以进之"，是宗《伤寒论》"少少与饮之"的服药方法，亦属妙用。

---

① 匼：少量。

胸痹喉痛误服凉药案

逾二年冬月，炳南又病呕逆，汤水入喉即吐，喉中微疼。市医①为治，服银翘散两帖，呕逆愈甚，时时哕恶，喉中破烂，滴水不能进口，胸中胀闷，手足无力，举动维艰，四肢冷厥，满脸白屑，人皆谓无生理矣，自度亦不能免。彼以孤身寓镇，无所倚赖，故见吾流泪而口不能言。为诊其脉，两寸俱微，关尺小紧。因慰之曰：无忧也！吾立起之。此属胸痹，脉症相符，有此病即有此药。用鲜薤白六钱，桂枝二钱，生炙甘草各三分，白豆蔻后下四分，以水酒各半，煎服一帖和二帖，已。此病载在《金匮》，脉症治法极其详明。而时医多不能辨，漫用凉药，致变生他故者往往不免。吾不知名医而何以得成时名乎？（《崇实堂医案》）

【评议】 胸阳不旷，浊阴上僭是胸痹的病理症结。本例胸胀，两寸脉微是辨证的关键所在。医者辨病于疑似之间而能直中病机，此为高人手眼之处。用药以鲜薤白、生甘草等辛润之品，以防辛燥刚猛伤阴化燥，确为精妙。须知胸痹亦有疼痛引及咽喉中，往

---

① 市医：市井中行医者，意为江湖郎中。

往往伴有恶心、呕吐等消化道症状，非常容易误诊，应仔细观察，方能鉴别。

真心痛不救案

五河刘伯符，署刘河釐局事，其年改差，运粮北上，有小仆钟姓，甘肃庆阳人，随主人在天津卸粮时，赚得粮船浮费银百两，然被扣在粮台，未能到手，又不便为主人明言，若留津取银，则失厘局①事，亦仅敷回甘之川资而已。不得已，遂随主人乘轮南下，心中烦冤懊恼，下船而肝气大痛，痛七日始抵刘河，入公馆调养，第八日，忽觉两乳中间大痛，一痛即神昏遗尿，周身络脉跳缩，其主人刘君促余往诊。至则剧痛已两次，持其脉，六部俱轻散不伦，表面形色如常，略有惨容。余谓刘曰：此真心痛也，从古无治法。刘君不信，曰：岂有真心痛而能延八日者？余曰：非也。初起为肝胃气痛，积久而窜入心脏，今真脏脉见，无从救治矣。刘亦略明医理，首肯者再，嘱余勉开一方，正握管筹思未久，又来报钟仆心痛，即就榻再诊，则目闭口开而气绝矣。当刘君南下时，未知钟之委曲，迨病剧自言，遂致不救。（《医案摘奇》）

---

① 厘局：旧事管理征收厘金的机关。

❀【评议】《灵枢·厥病》篇云："真心痛，手足青至节，心痛甚，旦发夕死，夕发旦死。"本例症见两乳中间剧痛（注：心绞痛的主要痛处），而脉"六部俱轻散不伦"，乃真脏脉显露，故预后恶劣。临床上遇到真心痛，有时服药来不及，可用针灸治疗。选用极泉穴为主穴，辅穴如青灵、通里、膻中、至阳、心俞、命门、气海、支沟、间使等，在急性发作时或发作前使用效果最好。

❀ 真心痛验案 ❀

有海船主龚小鲁者，患真心痛。余诊其脉，六部沸然如散，问其所苦，则以手按膈曰：痛处在此，一痛即神昏矣。问痛几次矣？曰：一次。即用煅龙齿、生枣仁、辰砂拌茯神各三钱，天冬、麦冬、远志各二钱，川郁金一钱五分，陈胆星八分，煅石决明八钱，九味嘱急煎服，迟则第二次之痛复来，则不救矣。其侍者曰：龚君痛时，神昏肢冷，络脉跳动，势真可危。余曰是所谓真心痛，余当在此视其服药，所冀进药在第二阵痛之前，得药后不再痛，则药力尚能制病耳。比①药投入，居然未曾再痛，确信此九味为真心

---

① 比：及，等到。

痛之良剂,遂嘱小鲁随身常带,以防不测。后八年,小鲁在海洋,病发无药,半日而死。盖所携者,因霉坏而弃之矣。后有王星贤之媳,患真心痛,余亦用此方,应手而愈。(《医案摘奇》)

● 【评议】 真心痛是胸痹进一步发展的严重病证,其特点为剧烈而持久的胸骨后疼痛,伴心悸、肢冷、喘促、汗出、面色苍白等症状,甚至危及生命。其发病原因与年老体衰、阳气不足、七情内伤、气滞血瘀、过食肥甘或劳倦伤脾、痰浊化生、寒邪侵袭、血脉凝滞等因素有关。本案治真心痛的处方,看似平淡无奇,效验却不同凡响,值得研讨。

气郁真心痛案

光绪三十二年十一月十三日午后,余忽闻近亲子弟不肖事,恨怒于胸,未得宣发,至夜半而膈内忽大痛,与寻常肝胃气痛不同,自知为真心痛也。即唤雍儿速起,取前方药,迅速煎服,大痛虽未再至,然心胸间常觉压塞不快,十四日,食量大减,不能理事,十五日即吐血,从此频频不止,直至三十四年正月方愈。不意宣统元年正月十四,为立春节日,适逢家事烦闷,十六日又复吐血,屡经调理方瘥,始知心房血

液，因情志上之剧烈激刺，虽未至于心膜溃烈，然已失其常轨，非壅滞即外溢，舍怡情养性，无治法矣。(《医案摘奇》)

◎【评议】 陈言《三因极一病证方论》云："真心痛皆脏气不平，喜怒忧思所致，属内所因。"忧虑、躁怒以致气机郁结，心气损伤；或气郁化火，血凝脉阻，而发胸痹心痛。本案心痛即为情志因素而诱发，幸得辨治准确，救治及时，若为拖延误治则难挽回矣。惜乎案中未列方药。至于中西医汇通之语，限于历史条件，未必恰当，可勿计较。

✿ 胸阳不舒胸痹案 ✿

单海州　胸痹由胸中阳气不舒，久则难愈，当防溢血。

栝楼薤白半夏汤　金铃子散　冬瓜子　丝瓜络橘络　旋覆花 (《吴门曹氏医案》)

◎【评议】 华玉堂云："若夫胸痹，则但因胸中阳虚不运，久而成痹。《内经》未曾详言，惟《金匮》立方，俱用辛滑温通，所云寸口脉沉而迟，阳微阴弦，是知但有寒症，而无热症矣。"故临床多宗《金匮要略》温运阳气之法。而叶天士认为"痛久入血络"，本案丝瓜络、橘络之妙用即在于此。若兼心气不足，症见心悸气短，头昏乏力，胸闷隐痛者，可加人参、黄芪、炙甘草补益心气。

胸痹秋燥兼治案

叶青浦　心痛彻背，症为胸痹，久而不已。适逢燥气加临，更增咳嗽。咽干唯燥，痰内带血。脉形细小，病深一层矣。

栝楼薤白白酒汤_{去酒}　橘红　枳壳　杏仁　桑叶枇杷叶（《吴门曹氏医案》）

【评议】　案中患者本有阳气不舒，发为胸痹，又遇燥气加临，而兼外感咳嗽，治用双解之法。药用栝楼、薤白等辛温通阳，开胸除痹；橘红、枳壳、杏仁、桑叶、枇杷叶等清肺润燥，降气化痰以治燥咳。唯"痰内带血"，方中似加仙鹤草、荷叶、侧柏叶、白茅根、棕榈炭等凉血止血之品为宜。

胸痹夹痰上逆案

张齐门　胸背彻痛，呕吐厥逆，脉弦左甚。是中阳不旷，而肝气挟痰上逆也。瓜蒌薤白半夏汤　金铃

子散　旋覆花　苏子　枳壳（《吴门曹氏医案》）

🔘【评议】《金匮要略·胸痹心痛短气病脉证并治》云："胸痹不得卧，心痛彻背者，栝楼薤白半夏汤主之。"此方适用于痰涎壅塞胸中所致之胸痹证。肝位左，本案脉弦左甚，故断为肝气夹痰上逆，加用金铃子散以疏肝散瘀止痛，旋覆花、苏子、枳壳以降气除痰。

🎏 胸痹咳嗽并治案 🎏

任无锡　胸痛彻背，延及于旁，又兼咳嗽。此阳气不旷，风痰交阻于中，久防动血。

瓜蒌　薤白　半夏汤加白酒　旋覆花　杏仁　枳壳　橘红　茯苓（《吴门曹氏医案》）

🔘【评议】《黄帝内经》云："肺大则多饮，善病胸痹。"胸痹之证，每多心肺同病。本案"阳气不旷，风痰交阻于中"为其病机关键，治用宣痹化痰降气之法。瓜蒌薤白半夏汤是用瓜蒌实、薤白、半夏再加酒同煎而成，有通阳散结、祛痰宽胸的功效，主治胸痹、痰浊较甚、心痛彻背、不能安卧等症。

❀ 胸痹湿痰内阻案 ❀

万嘉兴 胸痹初愈，脉形弦滑，舌苔糙浊。脾胃阳虚，湿痰内阻。

生冬术^{枳实拌炒} 半夏 瓜蒌 薤白 茯苓 炙草 益智仁 旋覆花 生姜 橘红 谷芽 (《吴门曹氏医案》)

❀【评议】 脾胃为生痰之源，饮食不节，损伤脾胃，运化失司，聚湿生痰，痰阻气机，气血运行不畅，心脉痹阻，发为胸痹心痛。本案脉形弦滑，舌苔糙浊，乃是痰饮为患。案中生冬术用枳壳拌炒者，取枳术汤补而不滞之法。益智仁一味，具有摄痰、温脾、开胃之效，用于此处，颇为精妙。

❀ 胸痹湿浊在里案 ❀

金过驾桥 胸痛彻背，背痛彻心，阳虚可知。然脉虚而弦，白苔满布。小溲短赤，气逆为噫。更为湿浊在里，治之宜兼。

治中汤 连理汤 越鞠丸 (《吴门曹氏医案》)

❀【评议】 胸痛彻背，背痛彻心，多因素体阳虚，感受寒邪，寒凝心脉；或忧思恼怒，肝郁气滞，瘀血内阻；或饮食失节，损伤脾胃，聚湿生痰，闭阻心脉；或劳倦伤脾，生化无源，气血不足，心失所养；或久病不愈，房劳伤肾，进而损及心阳等引起。治中汤系理中汤加陈皮、青皮；连理汤为理中汤加黄连、茯苓。但总以理中汤加味，正合案中阳虚之治。"然脉虚而弦，白苔满布。小溲短赤，气逆为噫"，肝气夹痰上逆，故用越鞠丸以疏肝解郁，兼化湿浊。

🌺 胸痹湿痰阻气案 🌺

谭侍其巷　动则气逆，从胸背之间延入两肩部分作胀作酸，已非一日。诊舌苔白，脉象小弦。由胸阳不旷，湿痰阻气使然。

栝楼薤白半夏汤　旋覆花汤　桂枝　橘红

复诊　胸为阳位，非温不可。所以一用温通，气逆平半。仍以原方加减。

栝楼薤白半夏汤　二陈汤　苏子　旋覆花（《吴门曹氏医案》）

🌸【评议】　湿痰痹阻之胸痹，以胸部窒闷而痛为特点。《冯氏锦囊秘录》云："夫痰岂能作痛，殊不知气郁则痰聚，痰聚则碍气道，不得营运，故作痛也。"观此案及前数案，曹氏治胸痹一症，每从胸阳不旷，痰湿阻气着手，多用瓜蒌薤白半夏汤以温胸阳，橘红、枳壳、杏仁、茯苓以化痰湿，旋覆花、苏子以降逆气。实可效法。

🌼 肺气不宣胸痹案 🌼

安昌杨　肺气不宣，胸脘仍属窒痹，右脉涩，左沉弦，舌厚腻，仍遵前法加减。(三月二十一号癸卯初五日)

瓜蒌皮三钱　乌药二钱　生牡蛎四钱　炒青皮八分
薤白钱半　厚朴一钱　木蝴蝶四分　玫瑰花五朵　仙半夏
钱半　炒麦芽三钱　鸡内金三钱

清煎，三帖。(《邵兰荪医案》)

介按：此方平肝运气，消食健脾，借以清宣肺气。

🌼【评议】　肺朝百脉，主宣发和肃降，若肺气不宣，可引起心血的运行不利，而发为胸脘窒痹。舌厚腻，表示浊邪内蕴，阳气被遏。叶天士《临证指南医案》中指出"微苦以清降，微辛以宣通"。辛苦合用则通阳开气泄浊。方中瓜蒌皮、薤白、乌药、玫瑰花等辛以通阳；青皮、厚朴、半夏等苦以泄浊。对痰饮僭逆、阳气受蔽而致的胸脘窒痹尤为适宜。

🦋 痰饮上犯胸痹案 🦋

长巷宋　呛咳痰阻，脉濡细数，胸冷窒痹，舌微黄。宜清气化痰。

瓜蒌皮五钱　白前钱半　炒枳壳钱半　霜桑叶三钱　薤白钱半　广郁金三钱　冬瓜子三钱　绿萼梅钱半　广橘络钱半　京川贝钱半　通草钱半

清煎，四帖。（《邵兰荪医案》）

介按：痰饮疑沍，清阳失旷，以致咳呛而胸冷窒痹，苦辛开郁，治法极是。

🌸【评议】　本案较之上案，病机相同，均为浊邪内蕴，阳气被遏所致的胸脘窒痹。但本案有呛咳之症，故在方中加入白前、橘络、川贝等止咳化痰之品。两则医案原按言简意赅，切中肯綮，足资参考。

🦋 痰湿内阻胸痹案 🦋

左　痰湿内阻，风寒外乘，中焦运融不宣，胸背彻痛，病属胸痹。音哑脉数而不畅，最防渐转噎膈。

全瓜蒌淡姜水炒, 四钱　紫菀蜜水炙, 一钱　枳壳三钱五分　茯苓四钱　薤白头去苗酒浸, 三钱五分　桔梗七分　广郁金三钱五分　戎腹米三钱, 绢包　宋半夏三钱五分　干菖蒲

七分　**苦杏仁**去尖勿研，四钱　**陈佛手**一钱，开水磨冲（《曹沧洲医案》）

❀【评议】　据临床所见，恣食膏粱厚味，损伤脾胃，助湿生痰，转化为痰浊脂液，气血往来受阻，致使气结血凝，可发生胸痛；寒邪侵袭，凝于胸中，胸阳失展，以致心脉不通，故亦可发生胸痛。本案内有痰浊阻塞，外又寒邪侵袭，客于胸阳之位，气不通，血不行，不通则痛，故胸背彻痛。治当宣阳通痹为主。方中全瓜蒌、薤白辛滑通阳，流运阳气；枳壳、紫菀、桔梗、杏仁以宣降肺气，调畅气机；郁金、半夏、佛手、菖蒲疏肝、和胃、醒神，化中焦之痰浊。戌腹米，即狗的粪便，用治积食及月经不调，现已不用。

❀ 脘下结痞胸痹案 ❀

病后失治，脘下结痞，坚如石大如盖，此为胸痹，痹不解难愈。

薤白　全瓜蒌　半夏　厚朴　枳实　茯苓　淡干姜　白酒代水煎

胸痞未化，通滞为主。

栝蒌　枳实　查炭　炒桃仁　归尾　赤芍　制军

牛膝 砂仁（《上池医案》）

🌸【评议】 痰气互阻，脘下结痞，致上焦阳气不得流运，发为胸痹。《金匮玉函经二注》云："寒浊之邪，滞于上焦，则阻其上下往来之气，塞其前后阴阳之位，遂令为喘息，为咳唾，为痛，为短气也。……然阳遏则从而通之，瓜蒌实最足开结豁痰，得薤白、白酒佐之，既辛散而复下达，则所痹之阳自通矣。"本案首诊治用瓜蒌薤白白酒汤以温通上焦之阳气，半夏、厚朴、枳实、茯苓、淡干姜以温通中焦之气机。二诊胸痞未化，恐其久病入血入络，加强活血、通下导滞之力。方中的"查炭"，即取净山楂，置炒制容器内，用武火加热，炒至表面焦黑色，内部焦褐色，取出放凉，不仅有消食健胃之功，更能活血化瘀，对痞满、痹痛尤有疗效。

🌸 胸阳失旷心痛案 🌸

缪（六一） 胸脘阻蔽，脉微而痛，肢厥，得噫稍舒。此属胸阳失其旷达使然。

薤白三钱 制半夏一钱五分 郁金一钱 栝蒌皮一钱五分 桂枝五分 延胡炒，一钱 茯苓三钱（《也是山人医案》）

⚙【评议】 胸腔内居心肺，为宗气所聚之处，诸阳皆受气于胸中，人体气血有赖于上焦心肺输布。如胸阳不足，浊阴上乘，或阴寒之邪，乘虚侵袭；或饮食失节，湿聚生痰；或情志失调，肝郁气滞；或跌打闪挫，胸部受伤，均可致胸阳失其旷达，气血运行受阻而胸痹心痛。本案上焦阳气失于流运，浊阴上犯，发为胸痹心痛。药用瓜蒌皮、薤白、桂枝豁痰开胸，通阳行痹，延胡索活血通络止痛，半夏、茯苓降痰利浊。

❀ 肝厥心痛案 ❀

夏廿八 肝厥心痛，呕吐妨食，渴饮，进河间方。

金铃子三钱　制香附三钱　橘红炒，一钱　炒延胡一钱　郁金一钱　炒小茴香七分　南楂炭二钱（《也是山人医案》）

⚙【评议】 肝郁气逆，上焦不运，发为心痛；肝气横逆犯胃，胃失和降，故见呕吐碍食。张璐云："肝心痛者，多由木火之郁，病在血分……若知其在气则顺之，在血则行之，郁则开之，滞则通之。"本案总以行气疏肝为治，药用金铃子散以行气止痛，香附、橘红、郁金、小茴香以辛香通络，南楂炭以消食醒胃。近代张锡纯说："刘河间有金铃子散……以治心腹胁下作疼，其病因由于热者甚效。诚以金铃子能引心包之火及肝胆所寄之相火下行，又佐以玄胡索以开通气血，故其疼自止也。"临床治胃脘痛、心痛，本方多用之。

🌸 肝郁化火心痛案 🌸

冯廿二　心痛如轧，经来两至，肝阴久亏，乃肝木阳化，内风不熄。拟以咸苦，佐以微辛，使从阴和阳。

阿胶二钱　牡蛎三钱　川楝子一钱　当归一钱　川芎三分　小川连四分　生白芍一钱五分（《也是山人医案》）

🔹【评议】　清代张璐云："肝心痛者，多由木火之郁。"本案肝气久郁化火，而犯心作痛。治宗叶天士咸苦佐以微辛之法（《临证指南医案·中风》），用黄连阿胶汤加减以养阴清热，行气疏肝。

🌸 阴霾上逆发为胸痹案 🌸

证曰胸痹，阴寒之气上逆所致。《经》曰：人身之阳气，如离照当空，旷然无外，下济光明，气机流行，百脉以和。今真阳之气衰，阴霾之气乘而上逆，而壅遏上中之气，不能宣布四达，痰以内聚，气以内滞，血不流，脉不行，胸痛彻背，背痛彻心，呕吐吞酸，所在多有。仲景先生微则用薤白白酒汤以和其阳而宣达其滞，甚则用附子益阳汤以散其阴而鼓舞其阳，俾升降清，痛乃止。世或鲜察，概用香砂坐耗其胸中之阳，阳微阴愈甚，痛愈炽者往往有之，此症之所以不得不详为辨别者也。今老太夫人脉滑而浮，知一阳有来复之机，阴霾有渐化之象，足征宪公祖孝格之诚，杨先生用药之妙矣。但高年之孤阳易衰而难固，非有恒则根本不立，久扰之阴寒生痰而滞气，非行健则余邪不退，譬之治乱，忠信未孚①，破残之余往往复聚成患，此诸恙凡痛所以易复，高年久病所宜刻谨也。图治之法，急在扶脾和胃而已。《易》不云乎至哉坤元，乃顺承天，上法天以行天气之清明，下法地以行地气之重浊，浊降清升，则痰自化，气自运，阴邪内消，何痛之有？此六君、四君所宜采用，以培坤土，以益胃阳；建中、理中所宜连进，以固中焦，以散阴邪者也。谨陈其要，以备采录。在太夫人尤须戒气恼，节饮食。节戒有恒，草木根荄，斯克有

---

① 孚（fú）：相信。

济耳。(《重古三何医案》)

🌀【评议】 胸痹是以胸部窒塞疼痛为主的病证，其病机关键在于上焦阳气不足，下焦阴寒气盛，即仲景所谓的"阳微阴弦"。本例年老阳气更衰，治当建中、理中以温阳散寒，六君、四君以健脾行气，而瓜蒌薤白白酒汤显然不中矣。案中说："真阳之气衰，阴霾之气乘而上逆，而壅遏上中之气，不能宣布四达，痰以内聚，气以内滞，血不流，脉不行，胸痛彻背，背痛彻心，呕吐吞酸，所在多有。"道出了胸阳不旷，浊阴上逆乃胸痹的病机所在，很有指导作用。

🌼 食积胸痹案 🌼

程 老年胸痹，艰为饮食，食则胸膈痞胀，不易运化，复加疼痛嗳臭吐酸，仿金匮栝蒌薤白白酒汤加味治之。

栝蒌实三钱 川桂枝钱半 炒冬术钱半 广陈皮钱半 干薤白三钱 白茯苓三钱 江枳实一钱 南京术钱半 川紫朴一钱 炒谷芽三钱 制香附钱半 高良姜钱半 (《阮氏医案》)

🌀【评议】 本案为老年阳气衰微，中焦运化不足，艰为饮食；上焦为食气所阻，阳气不运，气滞血阻发为胸痹心痛，并见嗳臭吐酸。方中瓜蒌实、薤白辛滑通阳，加桂枝以助宣通，白术、茯苓以健脾助运，川朴、枳实、陈皮、香附以疏肝下气，谷芽以消谷除积，高良姜以温中止痛。诸药合用，行气与祛痰并行，宽胸与通阳相协，较之瓜蒌薤白白酒汤原方，其效更捷。

附 论 文

🔅 冠心病中医治法集粹 🔅

冠状动脉粥样硬化性心脏病简称"冠心病"，是指由于冠状动脉硬化使血管腔狭窄或阻塞导致心肌缺血、缺氧而引起的一种心脏病，以胸闷、憋气、心悸，或发作性胸骨后疼痛，甚或突发心脏骤停而死亡为主要临床表现。本病属中医"胸痹""心悸""心痛""真心痛"等病证的范畴。

中医治疗本病历史悠久，汉·张仲景《金匮要略·胸痹心痛短气病脉证治》所记述的"胸痹之病，喘息咳唾，胸背痛，短气"和"胸痹，胸中气塞，短气"等证候，与本病颇相近似，所出瓜蒌薤白白酒汤、瓜蒌薤白半夏汤、瓜蒌薤白桂枝汤等方，为现代治疗冠心病的常用方剂。又《伤寒论》治"脉结代，心动悸"的炙甘草汤，也是治疗本病"心律失常"的有效方剂。后世创制的生脉饮、丹参饮等方，在本病治疗上亦广为应用。现代还研制开发出诸如复方丹参片、丹参滴丸、速效救心丸、稳心颗粒、通心络胶囊等新药，使治疗本病的方法更加多样，疗效明显提高，展示出广阔的发展前景。

一、辨证论治述要

冠心病的主要病机是心气不足，率血无力，从而引起血行不畅而致血瘀为患，多属本虚标实之证，一般可分为以下几种类型：

1. 心血瘀阻型

证见心胸阵痛，如刺如绞，固定不移，入夜为甚，伴有胸闷心悸，面色晦黯，舌质紫黯，或有瘀斑，舌下络脉青紫，脉细涩，或结代。治宜活血化瘀，理气通络。方用血府逐瘀汤合丹参饮加减。常用药物丹参、当归、赤芍、牛膝、川芎、桃仁、红花、郁金、枳壳、檀香、失笑散之类。

2. 寒凝心脉型

证见心胸痛如缩窄，遇寒而作，形寒肢冷，胸闷心悸，甚则喘息不得卧，舌质淡，苔白滑，脉沉细，或弦紧。治宜宣痹通阳，散寒活血。方用当归四逆汤合乌头赤石脂丸加减。常用药物当归、桂枝、干姜、川芎、附子、蜀椒、赤石脂、细辛之类。

3. 痰浊内阻型

证见心胸窒闷或如物压，气短喘促，多形体肥胖，肢体沉重，脘痞，痰多口黏，舌苔浊腻，脉滑。治宜温化痰饮，通阳宣痹。方用瓜蒌薤白桂枝汤加减。常用药物全瓜蒌、薤白、桂枝、茯苓、当归、制半夏、枳实、制川朴、干姜、细辛之类。

4. 心气虚弱型

证见心胸隐痛，反复发作，胸闷气短，动则喘息，心悸易汗，倦怠懒言，面色无华，舌质淡黯或有齿痕，苔薄白，脉弱或结代。治宜补益心气，振奋心阳。方用补中益气汤加减。常用药物炒党参、生黄芪、茯苓、白术、当归、川芎、红花、五味子、桂枝、炙甘草、柴胡、升麻之类。

5. 心肾阴虚型

证见心胸隐痛，久发不愈，心悸不宁，盗汗或自汗，心烦少寐，腰酸膝软，耳鸣头晕，气短乏力，舌质红，苔少，脉细数。治宜滋阴益肾，活血通络。方用生脉散合左归饮加减。常用药物熟地、太子参、枸杞子、茯苓、山药、丹参、山萸肉、当归、制黄精、麦冬、五味子、炙甘草之类。

6. 心肾阳虚型

证见胸闷气短，遇寒则痛，心痛彻背，形寒肢冷，动则气喘，心悸汗出，不能平卧，腰酸乏力，面浮足肿，舌质淡胖，苔白，脉沉细或脉微欲绝。治宜益气温阳，散寒通脉。方用参附汤合金匮肾气丸加减。常用药物红参、附子、熟地、山药、茯苓、丹参、补骨脂、山萸肉、炒白芍、淫羊藿、川芎、泽泻、桂枝之类。

二、单方验方选介

1. 补阳还五汤加味

【组方】黄芪60克，当归、赤芍、川芎、丹参、降香、葛根各15克，地龙、红花、桃仁、三七各10克，瓜蒌皮20克。

每日1剂，水煎取汁300毫升，早晚2次分服。

【功用】补气，活血，通络。适用于冠心病心绞痛。

【疗效】共治疗70例，结果显效44例，改善19例，无效7例。总有效率90.67%。

【出处】王实诚. 湖北中医杂志，2008，30（6）：34

2. 益心通络汤

【组方】党参15克，黄芪30克，丹参30克，川芎 20 克，汉防己 15 克，半夏 10 克，瓜蒌 20 克，葶苈子 20 克，生地 20 克，赤芍 20 克，红花 10 克，地龙 15 克，炙甘草 10 克，薤白 15 克。

水煎服，每天 2 次口服，4 周为 1 个疗程。

【功用】益气，活血，利水。适用于冠心病心绞痛。

【加减】偏于阳虚者加附子 10 克，茯苓 20 克；偏于阴虚者加麦冬 30 克，五味子 15 克，沙参 15 克；痰甚者加桑皮 20 克，苏子 15 克；瘀血甚者加五灵脂 15 克，蒲黄 10 克，桃仁 10 克；体虚乏力加重黄芪用量，并酌用太子参 10~15 克；失眠、心悸加炒枣仁 18~24 克，柏子仁 10 克。

【疗效】共治疗 68 例，结果显效 18 例，占 26.5%；有效 41 例，占 60.3%；无效 9 例，占 13.2%。总有效率为 86.76%。

【出处】王进德. 现代中医药，2009，29（1）：23

3. 舒心通痹汤

【组方】黄芪、全瓜蒌各 30 克，红参、丹参、水蛭、柴胡、元胡、檀香各 10 克，三七粉（冲服）3 克。

每日 1 剂，早晚各 200 毫升温服。20 天为 1 疗程，连服 2 个疗程。

【功用】补气血，通血脉。适用于冠心病心绞痛。

【疗效】共治疗 120 例，结果心绞痛疗效：显效 69 例，有效 43 例，无效 8 例，总有效率 93.33%。心电图疗效：显效 55 例，有效 50 例，无效 15 例，总有效率 87.50%。

【出处】杨素娟，等．陕西中医，2004，25（7）：586

4. 宣肺解郁汤

【组方】瓜蒌、郁金各 15 克，杏仁、桔梗、栀子各 12 克，炙紫菀、木香、白芍各 10 克，甘草 6 克。

日 1 剂，水煎 2 次共得药液 500 毫升，早晚分服。

【功用】宣肺化痰，理气解郁。适用于冠心病心绞痛。

【加减】痰浊壅滞者加丝瓜络、半夏各 10 克，陈皮 15 克；心烦易怒、头晕目眩者加天麻、葛根各 10 克；大便干结者加胖大海、火麻仁各 10 克；兼有高血压者加钩藤、石决明各 10 克；兼有高脂血症者加生山楂、虎杖各 10 克；兼有糖尿病者加花粉、玄参各 10 克。

【疗效】共治疗 120 例，结果显效 47 例，有效 64 例，无效 9 例。总有效率 92.5%。

【出处】祖丽华．四川中医，2007，25（7）：69

5. 温胆汤加味

【组方】制半夏9克，竹茹12克，枳实6克，橘皮12克，茯苓30克，甘草6克，丹参10克，红花10克，川芎10克，降香10克，赤芍10克，生姜3片，大枣5枚。

每日1剂煎服，7天为1个疗程，一般服2~3疗程。

【功用】升清降浊，健脾助运，祛湿消痰，通络止痛。适用于冠心病心绞痛。

【加减】心衰者加五味子、西洋参、麦冬；头晕高血压者加菊花、石决明、钩藤；心痛彻背者加瓜蒌、薤白、桂枝；心律不齐加苦参、生龙骨、生牡蛎；浮肿者加益母草、泽兰、猪苓。

【疗效】共治疗90例，结果显效59例，有效26例，无效4例，加重1例。总有效率为94%。

【出处】罗卫东，等．广西中医药，2006，29（2）：38

6. 百合丹参汤

【组方】百合15克，乌药15克，檀香10克，砂仁15克，丹参30克，延胡索15克，佛手15克，瓜蒌15克，三七粉3克。

中药煎剂 300 毫升，分早、晚 2 次口服，10 天为 1 个疗程。

【功用】理气宽胸，活血化瘀，通痹止痛。适用于冠心病。

【加减】气阴不足、口干心悸，加麦冬 15 克，玉竹 10 克；痰火扰心，舌红心烦，加菖蒲 15 克，竹茹 10 克；心神失宁，心悸怔忡，夜寐不宁，加煅龙骨 25 克，煅牡蛎 25 克，酸枣仁 10 克；气滞血瘀、胸闷胸痛，加红花、桃仁各 10 克；阳气虚弱，肢冷畏寒，加桂枝 15 克，炙甘草 8 克。

【疗效】共治疗 75 例，结果显效 34 例，有效 32 例，无效 9 例。总有效率 92%。

【出处】张军．中华中医药学刊，2006，26（2）：443

7. 黄连温胆汤加减

【组方】半夏 9 克，陈皮 9 克，茯苓 9~12 克，甘草 6 克，枳实 9 克，竹茹 10~12 克，黄连 9~12 克。

【功用】清热化痰，开郁通络。适用于冠心病。

【加减】胸闷重者加瓜蒌 15~18 克，丹参 20~30 克；心悸加苦参 12 克，紫石英 15~30 克；眩晕加天麻 9~12 克；高血压加钩藤 25~30 克，菊花 12~15 克，石决明 15~30 克；高脂血症加生山楂 30 克，何首乌 15~20 克；伴卒中者加僵蚕 9 克，全蝎 9 克，石菖蒲 9 克；心绞痛加冰片 0.3 克（冲服），三七粉 3 克（冲服）。

【疗效】共治疗 50 例，结果痊愈 35 例，好转 12 例，无效 3 例。总有效率 94.0%。

【出处】姜俊娥，等．中国社区医师，2009，25（1）：37

8. 舒心汤

【组方】桃仁、郁金、五灵脂、当归、地龙、降香、枳壳各 10 克，川芎、蒲黄、首乌各 15 克，琥珀（冲服）3 克，生黄芪 20 克。

每日 1 剂，水煎分 2 次服。

【功用】疏肝理气，活血化瘀。适用于冠心病心绞痛。

【加减】气虚者加党参；气滞甚者加砂仁、佛手；高血压者加钩藤、天麻、石决明；高脂血症者加泽泻、葛根、山楂。

【疗效】共治疗 46 例，结果心绞痛疗效：显效 16 例，好转 27 例，无效 3 例；心电图疗效：显效 12 例，好转 20 例，无效 14 例。

【出处】秦建国，等．湖北中医杂志，2005，27（1）：38

9. 冠心汤

【组方】黄芪30克，党参30克，丹参30克，当归10克，川芎10克，赤芍15克，桃仁10克，红花10克，元胡15克，枳壳10克，檀香10克，桂枝10克，甘草5克。

水煎服，日1剂，每次200毫升，分早、晚2次服。治疗时可继续口服肠溶阿司匹林，每次75毫克，每晚1次；丹参片，每次3片，日3次。30天为1疗程。

【功用】益气活血，化瘀通脉，标本兼治。适用于冠心病心绞痛。

【疗效】共治疗62例，结果显效32例，有效23例，无效7例。总有效率88.70%；心电图变化显效20例，有效29例，无效13例。总有效率79.03%。

【出处】王兆颜，等．光明中医，2008，23（9）：1323

10. 活心汤

【组方】黄芪30克，桂枝15克，丹参30克，郁金15克，枳实12克，川芎10克，三七粉2克。

水煎服，每日1剂，10天为1个疗程。

【功用】理气活血。适用于冠心病心肌缺血。

【加减】心脉瘀阻型，加当归15克，红花15克，五灵脂 10 克；气虚，加人参 10 克，山药 30 克，五味子 10 克；胸阳痹阻者，加瓜蒌 30 克，薤白 12 克；痰阻，加半夏 15 克，白术 10 克，茯苓 30 克；血压高者，加天麻 15 克，草决明 10 克，生白芍 30 克，珍珠母 30 克；心律失常者，加生龙骨、牡蛎各 30 克，柏子仁 30 克，酸枣仁 30 克；阳脱者，急煎参附汤；胸痛甚者，可用止痛散（三七粉、蒲黄粉、延胡索粉各等份）6 克冲服，每日 3 次。

【疗效】共治疗 260 例，结果显效 143 例，占 55.00%；有效 90 例，占 34.62%；无效 27 例，占 10.38%，有效率为 89.62%。心电图：恢复正常或大致恢复正常共 121 例，占 46.54%；有明显改善 91 例，占 35.00%；无明显改变 48 例，占 18.46%。总有效率为 81.54%。

【出处】闫振立．河南中医，2004，24（4）：28

11. 温阳振心汤

【组方】黄芪 15 克，人参、制附片（先煎）、当归、炒白术、川芎、陈皮、五味子各 10 克，柴胡 6 克。

每日 1 剂，水煎服，4 周为 1 个疗程。

【功用】补益心气，振奋心阳。适用于冠心病卧位型心绞痛。

【加减】伴有窦性心动过缓或血压低者加麻黄 6
克；伴有咽干痰多者加射干 15 克；伴有大便干燥者
加牛蒡子 15 克；兼有阴亏者加生地 30 克，麦冬
15 克。

【疗效】共治疗 30 例，结果心绞痛疗效：显效 11
例（36.67%），有效 15 例，无效 4 例，总有效率为
86.67%；心电图改善：显效 7 例（23.33%），有效 9
例，无效 14 例，总有效率为 53.33%。

【出处】张治祥，等．陕西中医，2004，25
（7）：579

12. 祛瘀化痰汤

【组方】半夏、全瓜蒌、降香、炒枳实、陈皮、
炒白术各 10 克，丹参、川芎、茯神、醋元胡各 15
克，党参 12 克。

1 天 1 剂，水煎分 2 次温服，30 天为 1 个疗程。

【功用】燥湿化痰，活血化瘀，理气止痛。适用
于冠心病心绞痛。

【加减】气虚症状明显者加黄芪；兼失眠多梦者
加生龙骨、炒枣仁；心痛甚者加水蛭、三七粉。

【疗效】共治疗 52 例，结果显效 27 例，有效 16
例，无效 9 例。总有效率为 83%。左前支传导阻滞 6
例中消失 2 例，9 例室性期前收缩中消失 4 例，4 例

房性期前收缩中消失 2 例，心电图 ST-T 改变 25 例中
有明显改善者 16 例。

【出处】董德保．湖北中医杂志，2004，26
（4）：43

13. 益气通脉汤

【组方】黄芪 40 克，党参 20 克，丹参 20 克，郁
金 15 克，桃仁 10 克，川芎 10 克，石菖蒲 10 克，炙
甘草 6 克，血竭 3 克（冲服）。

每日 1 剂，水煎服。

【功用】益气通脉，化瘀止痛，调畅心神。适用
于冠心病心绞痛。

【加减】胸闷明显者加瓜蒌壳 15 克，薤白 10 克；
痰多，舌苔白腻，脉滑者加半夏 10 克，茯苓 15 克；
失眠多梦，舌红少苔，脉细数者加麦冬 15 克，柏子
仁 15 克；汗出肢冷，畏寒，面色苍白者加制附子 10
克；心悸明显者加琥珀 10 克。

【疗效】共治疗 62 例，结果缓解心绞痛显效 44
例，有效 15 例，无效 3 例，总有效率为 93.5%；心
电图疗效显效 30 例，有效 22 例，无效 10 例，总有效
率为 83.9%。

【出处】阎鼎忠．广西中医药，2000，25
（3）：14

14. 冠脉再通丹

【组方】鹿茸、人参、红花各 60 克，龟板、瓜
蒌、薤白、陈皮、山楂各 90 克，田七 30 克，琥珀 20
克，水蛭 10 克。

配制胶囊，每次口服 5 粒，每日 3 次，饭后温水
送服。连续服用 30 天为 1 个疗程，服药 3 个疗程。

【功用】滋阴助阳，活血通脉，宣痹通阳，攻补
兼施。适用于冠心病心绞痛。

【疗效】共治疗 240 例，其中临床疗效显效 75
例，改善 150 例，基本无效 15 例，总有效率为
93.75%。心电图疗效显效 35 例，好转 70 例，无改变
135 例，总有效率为 43.75%。

【出处】陈国庆. 陕西中医，2000，21（9）：385

15. 冠一方合足浴法

【组方】中药内服冠 I 方：党参 15 克，丹参 15
克，制黄精 30 克，肥玉竹 12 克，广郁金 10 克，当归
10 克，赤芍药 15 克，川芎 9 克，生地黄 15 克，桃仁
9 克，红花 9 克，黄芪 30 克，枸杞子 15 克。

每日 1 剂，水煎，早晚 2 次分服。

足浴法：取药渣加水煮沸，连渣带水倒入盆中，
每晚临睡前泡脚，水量以完全浸没双足为准，先熏后
洗，待水温下降后再加热水，直到头部微微汗出，或

周身微汗出为止，时间大约 30 分钟，足浴后再交替按摩双足底部各 5~10 分钟。

【功用】益心气，补心血，通心脉。适用于冠心病。

【加减】心神不宁，心率偏快者加柏子仁、酸枣仁、灵磁石、生龙骨、煅牡蛎；胸脘痞满，舌苔白腻者加瓜蒌、薤白、半夏、陈皮；形寒怕冷，遇寒痛甚者加川桂枝、仙灵脾；高脂血症者加茺蔚子、生山楂。

【疗效】共治疗 30 例，结果显效 18 例，好转 10 例，无效 2 例。

【出处】陶颖 . 上海中医药杂志，2000，(11)：15

三、外治方药举隅

1. 心痹贴

【组方】当归、川芎、丹参、牡丹皮、桃仁、桂枝、苏木、红花、䗪虫研为粗末，浸泡 2 小时后，水煎煮 2 次，每次 30 分钟，合并 2 次上清液，纱布过滤，继续煎煮浓缩至膏状，于恒温干燥箱内烘干，同时分别提取细辛、檀香、荜茇、降香挥发油，将等比例的烘干粉末和冰片（均研筛过 200 目）与挥发油提取物在低于 50℃ 条件下混匀，置于密闭容器内，避光保存。

取穴：双侧内关穴。用法：0.1 克/贴，每次每穴 1 贴，医用胶布外敷固定，每 3 天更换 1 次，2 周为 1 疗程。

【功用】益心气，活心血，开心窍。适用于冠心病心绞痛。

【疗效】共治疗 17 例，结果中医证候疗效：显效 5 例，占 29.4%；有效 1 例，占 64.7%；无效 1 例，占 5.9%。总有效率 94.1%。

【出处】李美华，等．中医药信息，2008，25（1）：60

2. 冠心舒吸嗅剂

【组方】檀香、羌活、川芎、苏合香、血竭、石菖蒲、五味子等。

制成药丸，每日 1 粒，每次塞鼻吸嗅 30 分钟，左右交替，每日用 3 次。

【功用】理气宽胸，化瘀通络，宁心安神。适用于冠心病心绞痛。

【疗效】共治疗 50 例，其中心绞痛疗效：显效 24 例，有效 18 例，无效 8 例，总有效率 84%；心电图疗效：显效 16 例，有效 25 例，无效 9 例。总有效率 82%。

【出处】吕小红. 中西医结合心脑血管病杂志，2008，（1）：106

3. 中药封包热敷

【组方】细辛 20 克，制附子 15 克，肉桂 15 克，补骨脂 15 克，川芎 20 克。

研末拌匀，每 50 克用纱布小袋分装，热敷（热水浸泡 30 分钟至 40℃左右）虚里穴（左胸乳头下心尖搏动处），每日 1 次，1 次 6 小时，30 天为 1 疗程。

【功用】温阳活血，化痰行气。适用于冠心病心绞痛。

【疗效】共治疗 120 例，显效 52 例，占 43.33%；改善 56 例，占 46.67%；基本无效 12 例，占 10%。总有效率 90%。心电图疗效比较：显效 36 例，占 30%；改善 50 例，占 41.67%；无改变 34 例，占 28.33%。总有效率 71.67%。

【出处】张大创，等. 中国中医急症，2008，17（7）：906

4. 心痛宁贴剂

【组方】苏合香、冰片、檀香各 1 份，水蛭粉 2 份，丹参、元胡、川芎各 3 份。

上药提取其有效成分，加入透皮缓释佐剂桂氮酮，制成 5 厘米×5 厘米的橡皮膏，每贴含生药 4 克。每日 1 贴，取膻中、心俞、内关或膈俞穴，治疗前用75%酒精棉球清洁局部皮肤后将心痛宁贴剂贴于所取穴位上，每 24 小时更换 1 次，4 周为 1 个疗程。

【功用】活血化瘀，辛温开窍。适用于冠心病心绞痛。

【疗效】共治疗 62 例，结果心绞痛疗效：显效 47例，有效 12 例，无效 3 例，总有效率 95.01%。心电图显示：显效 27 例，有效 16 例，无效 19 例，总有效率 69.35%。

【出处】景奉能，等. 中国民间疗法，2004，12（2）：21

5. 通痹散

【组方】川芎 12 克，降香 6 克，冰片（研末）10克，肉桂 6 克等。

用水调上药成干糊状，贴于左右心俞、厥阴俞穴，以输液贴固定，每日贴 16 小时后揭去，1 日敷贴1 次，10 日为 1 疗程。

【功用】温通心阳，理气活血。适用于冠心病。

【加减】若失眠、心慌加敷神门穴；若胸闷明显，加敷至阳穴；若纳差、腹胀，加敷足三里穴。

【疗效】共治疗 50 例，结果心绞痛总有效率

87.5%，心梗型总有效率 66.7%，心律失常型总有效率 86.7%，心衰型总有效率 81.2%。

【出处】江武．光明中医，2007，22（12）：80

6. 养血安心膏

【组方】人参 100 克，白檀香 60 克，川芎 60 克，冰片 50 克，琥珀 50 克，三七 50 克，延胡索 50 克，细辛 40 克。

碾细末，过 100 目筛，混合凡士林约 200 克，调合成软膏装瓶密封备用。贴敷脐部，使用前先用酒精或温水棉球祛除脐垢，然后涂药膏直径 2 厘米、厚约 1 厘米，外用麝香壮骨膏贴固（麝香壮骨膏过敏者可用油纸），用腹带包扎以防药膏脱落，2 天换药 1 次。

【功用】养心安神，补益气血，活血行气，化瘀，辛香走窜开窍，通经活络止痛。适用于冠心病心绞痛。

【疗效】共治疗 84 例，结果显效 56 例（66.6%），有效 23 例（27.4%），无效 5 例（6%）。总有效率 94%。

【出处】吴继良．实用中西医结合临床，2003，3（4）：9

7. 克心痛

【组方】干姜、丹参、川芎、苏合香、冰片等药物的水、醇提取物。

制成药膜贴敷膻中、内关、至阳穴。每穴 1 贴 48 小时，8 天为 1 疗程。

【功用】温阳通络，化瘀止痛。适用于冠心病心绞痛。

【疗效】共治疗 30 例，心绞痛症状显效 16 例（53.3%），有效 12 例（40%），无效 2 例（6.7%）。总有效率 93.3%。

【出处】周建中．江苏临床医学杂志，2002，6（6）：599

8. 护心贴

【组方】苏合香、冰片、细辛各 1 份，桂枝 2 份，延胡索、川芎、地龙各 3 份，提取后，加入透皮缓释佐剂桂氮酮制成 5 厘米×5 厘米的橡皮膏。每贴含生药 4 克。

治疗时用护心贴 1 片贴于心前区，24 小时更换一次，一周为一疗程。

【功用】芳香开窍，活血化瘀，理气止痛。适用于冠心病心绞痛。

【疗效】共治疗 35 例，治愈 24 例，好转 9 例，无效 2 例。总有效率为 94.0%。

【出处】周大勇，等．新中医，2000，（12）：34

四、其他特色疗法选录

1. 针灸疗法

【选穴】主穴：膻中、内关、合谷、心俞、至阳。配穴：血瘀型加膈俞、血海、地机；痰浊型加丰隆；气阳两虚型加气海；血虚阴虚者加三阴交、足三里。

【操作】采用毫针常规操作，施以平补平泻手法，属气虚型则气海穴针上加灸，留针30分钟，1天2次，7天为1个疗程，连续治疗2个疗程共14天。

【功用】调心气，养心血，豁痰化瘀。适用于冠心病心绞痛。

【疗效】共治疗33例，显效12例，有效18例，无效3例。总有效率90.9%。

【出处】于颂华，等．天津中医学院学报，2005，24（2）：87

2. 五行针疗法

【选穴】内关、心俞、至阳、膈俞、膻中。

【操作】每穴针15分钟，每天1次，10天为1个疗程。每个疗程间可休息1天。一般针3个疗程。

【功用】行气，活血，止痛。适用于冠心病心绞痛。

【疗效】共治疗28例，显效12例，好转14例，无效 2 例。心电图显效 5 例，好转 12 例，无效 11 例。

【出处】任相梅，等．生物磁学，2003，（3）：32

3. 艾条悬灸疗法

【选穴】内关（双）、膻中、心俞（双）、至阳。

【操作】患者取平卧位，充分暴露腧穴部位，点燃艾条一端后，先施灸一侧内关穴，灸火约距皮肤 0.5 寸，采用温和悬灸法使患者局部皮肤呈红晕为度。然后再次以同样方法施灸另一侧内关，施灸 5 分钟，再依次以同样方法施灸膻中、心俞（双）、至阳，各灸 5 分钟。每天灸治 1 次，6 次为 1 疗程，休息 1 天后再继续进行第 2 疗程治疗。治疗 5~10 个疗程。所有病例在治疗期间均停服任何中西药物，心绞痛发作时临时含服硝酸甘油。

【功用】温阳，行气，活血。适用于冠心病。

【疗效】共治疗 62 例，治疗后心绞痛、胸闷、短气、心慌、头晕五项主症显效率为 48.25%，总有效率为 87.42%。心电图显效 20 例，改善 22 例。

【出处】刘振义，等．中医外治杂志，1996，（3）：6

4. 耳针疗法

【选穴】耳穴心。

【操作】局部常规消毒，然后以 0.5~1 寸毫针，针刺双耳心穴或胃穴，深度以不穿透耳郭背面皮肤为度，捻转 1~2 分钟，要求局部有胀痛或热感，然后在针上接通 G6805 电针仪，予连续波，频率为 5Hz，强度以患者能耐受为度。留针 30 分钟，每日 1 次，针 6 次后休息 1 天，连续 4 周治疗后观察疗效。治疗期间除应用维生素类药物外，停用其他扩张冠脉血管西药及活血化瘀中药。对心绞痛发作频繁或严重心律失常者，临时给予硝酸酯类药物，并记录停减用药量。

【功用】活血止痛。适用于冠心病。

【疗效】共治疗 20 例，心绞痛 12 例，显效 6 例，改善 5 例，无效 1 例。硝酸甘油停减情况：治疗组 12 例中，治疗开始前停用 7 例，逐渐减量一半以上 4 例，剂量不变 1 例。对心电图的疗效：治疗组 20 例中，显效 3 例，改善 9 例，基本无效 8 例。治疗 20 例中，13 例血黏度增高，经治疗后全血黏度、血浆黏度、红细胞压积均有降低，和治疗前比较有显著性差异（$P<0.05$）。

【出处】戴居云，等. 中医杂志，1995，36（11）：664

五、中医药治疗的优势

中医药治疗冠心病有着独特的优势，特别是近 20

年来有长足的进步，优势更加明显，主要体现在：一是整体观念在本病的防治上具有重要的优越性。因为中医对疾病的认识，往往从整体上推究发病的原因和病理变化，而不单纯局限在某一病因、某一脏器。就冠心病而言，中医对其病因病机有血瘀、痰阻、气滞、寒凝和气血虚弱之分；对其病变部位，涉及诸多脏器，如认为"肾为心之本"，心病常责之于肾；"肺为气之主"，肺气不足，不能推动血运，使心脉瘀阻，可致心病；"肝主疏泄"，肝气郁结，气机运行不畅，亦可导致心脉瘀滞而引起心病；"脾为气血生化之源"，脾虚运化不健，化源不充，气血虚衰，使心失所养，更能引发心病，而且各脏之间相互关联，其病理变化亦相互影响。这种整体观念对于冠心病的治疗有着重要的指导作用，如心病治肾、心肾两治；心病治肝，心肝两调等，临床十分常用。实践证明中医注重整体调节的治疗大法，常能收到良好的效果。二是中医治法多样，就中药应用而言，遵循"辨证论治"的原则，常用的有活血、化痰、解毒、通络、开窍、益气、养阴诸法，临床既可单一用之，更可综合使用，能收到较好的效果，特别是活血化瘀、通络止痛的药物如丹参、川芎、赤芍、五灵脂、延胡索、桃仁、红花以及虫类药的广泛应用，把治疗本病的效果提高到新的水平，为世人所瞩目。三是对本病危重症如心绞痛、心肌梗死的急救方面，中药如速效救心丸、生脉饮、参附汤、四逆汤等口服或注射剂配合西药治疗，使疗效显著改善。四是中医"治未病"的理念，在防治本病上发挥了愈来愈重要的作用，如血脂康在冠心病二级预防中起到了良好作用，芎芍胶囊防治冠心病介入治疗再狭窄上也收到了良好的效果。此外，中医简、便、廉、验和毒副作用相对较小的优点，有利于推广应用。最后值得指出的是，现代对治疗心血管疾病的不少方药进行了大量的基础研究，证实具有扩张冠状动脉、抗凝、改善微循环、缺血再灌注、血管重构、血管新生等方面的作用，从而为有效方药的深入开发应用提供了科学的实验依据，也进一步表明中医药的优势是客观存在的，值得高度重视。

六、小结与展望

从上列文献资料可以看出，中医治疗冠心病，既有继承，又有创新，而继承是创新的基础，创新是继承的发展，两者是辩证统一的关系，密不可分。如瓜蒌薤白白酒汤、生脉散、天王补心丹、温胆汤、丹参饮等都是古代治疗胸痹、心痛、心悸怔忡、不寐等病证的名方，现代承袭前贤的经验，广泛用于治疗冠心病；冠心 2 号、复方丹参片、丹参滴丸、速效救心丸、冠心苏合丸、通心络胶囊等新药物，都是在继承丹参饮、苏合香丸等古方基础上发展起来的。

众所周知，冠心病是目前国内外研究的热点之一，中医中药既往在这方面研究获得的成果确实不少，现正在向纵深发展，预计今后将取得更多更大的成果。这里值得强调指出的是，近年不少名人猝死（心肌梗死）的严峻事实警示我们，有些冠心病特别是"隐匿性冠心病"的患者，因为症状不明显，常被人忽视而耽搁了病情，延误了治疗，以致造成严重的后果。中医理应在这方面发挥"治未病"的优势，及早予以干预。要做到这一点，必须提倡中西医结合诊断，不能单纯依靠中医"辨证"，因为本病隐匿性患者往往无症可辨，唯有结合西医的理化检查，才有可能发现潜在的病变，得以早期诊断，有利于包括中医药在内的早期治疗，减少和防止疾病恶化或突发事件的产生。相信随着科学技术的日益进展，中医特色和优势的进一步发挥，本病的发病率必将逐步降低，疗效亦将不断提高，对此我们深信不疑。（录自王英、盛增秀主编的《常见优势病种治法集粹》人民卫生出版社 2009 年 12 月出版，本文做了调整与修改）

胸痹心痛古代文献撷菁

胸痹心痛是以胸部憋闷疼痛为主要特征的一种病证，其症状与西医学中的冠心病心绞痛相类似，为临床所常见。中医对"胸痹心痛"的认识很早，如马王堆出土的医书就有关于"心痛"病证的记载，《足臂十一脉灸经》云："足少阴（脉）……其病：病足热……肝痛，心痛，烦心。"《灵枢·五邪》云："邪在心，则病心痛苦悲，时眩仆。"《灵枢·厥病》云："真心痛，手足青至节，心痛甚，旦发夕死，夕发旦死。""厥心痛，与背相控，善瘛，如从后触其心……痛如以锥针刺其心……卧若徒居，心痛间，动作痛益甚。"对"心痛"的发病症状已有较为详细的描写。而"胸痹"亦早在《灵枢》已有相关描述："肺大则多饮，善病胸痹，喉痹逆气。"此后历代医药文献对该病的病因病机，辨治方法，预防调护等多有记载，积累了丰富的理论和实践经验，值得进一步挖掘与整理，以期为现代的临床治疗提供借鉴。

1. **历代对胸痹心痛病名的认识** 《黄帝内经》对胸痹心痛病变的描述较为散在，《灵枢·厥病》云"五脏厥心痛"，《素问·刺热》篇云"卒心痛"，《素问·痹论》云"心痹"，《灵枢·本脏》云"胸痹"，其所包含的疾病亦较为宽泛，包括心胸诸症。《金匮要略·胸痹心痛短气病脉并治》将胸痹与心痛合篇而论，以胸阳不旷，浊阴痹阻为基本病机，并根据脉证分别论治。此后医家发现同是"心痛"，其症状及预后却往往不同，于是对心痛进行了进一步归纳整理，如《肘后备急方》《诸病源候论》等增加了"久心痛"的病名，"其久心痛者，是心之支别络脉，为风邪冷热所乘痛也，故成疹不死，发作有时，经久不瘥也。"《备急千金要方》则继承了前世医家的思想，并对胸痹心痛进行了进一步归纳，认为："寒气卒客于五脏六腑，则发卒心痛胸痹。感于寒，微者为咳，甚者为痛为泄。厥心痛，与背相引，善瘛，如物从后触其心，身伛偻者肾心痛也。厥心痛腹胀满，心痛甚者，胃心痛也。厥心痛如以针锥刺其心，心痛甚者脾心痛也。厥心痛，色苍苍如死灰状，终日不得太息者，肝心痛也。厥心痛，卧若从心间痛，动作痛益甚，色不变者，肺心痛也。真心痛手足青至节，心痛甚，旦发夕死，夕发旦死。""胸痹之病，令人心中坚满痞急痛，肌中苦痹绞急如刺，不得俯仰，其胸前皮皆痛，手不得犯，胸中而满，短气咳唾引痛，咽塞不利，习习如痒，喉中干燥，时欲呕吐，烦闷，自汗出，或彻引背痛，不治之，数日杀人。"其认识与

《诸病源候论》基本一致。到宋代《圣济总录》除继承历代文献的认识外，对胸痹心痛按不同性质，进行重新整理分类，如真心痛、卒心痛、久心痛及九种心痛等。宋·陈无择："夫心痛者，在方论则曰九痛，《内经》则曰举痛，一曰卒痛。种种不同，以其痛在中脘，故总而言之曰心痛，其实非心痛也。若真心痛，则手足青至节，若甚，夕发昼死，昼发夕死，不在治疗之数。方中所载者，乃心主包络经也。"到金元以后，随着认识深入，对心痛和胃脘痛进行了区分，如朱丹溪认为除真心痛外，"心痛即胃脘痛"；戴元礼《秘传证治要诀及类方》："心痛则在歧骨陷处，本非心痛，乃心支别络痛耳。"秦景明《症因脉治》云："胸痹之证，即胃痹也。胸前满闷，凝结不行，食入即痛，不得下咽，时或作呕。"均认为心痛即胃脘痛。王肯堂《证治准绳》："或问丹溪言痛即胃脘痛然乎？曰：心与胃各一脏，其病形不同，因胃脘痛处在心下，故有当心而痛之名。岂胃脘痛即心痛者哉？"认为心痛与胃脘痛有别。李中梓《医宗必读》："胸痛即膈痛，其与心痛别者，心痛在歧骨陷处，胸痛则横满胸间也。其与胃脘痛别者，胃脘痛在心下，胸痛在心上也。"对胸痛、心痛、胃脘痛的病位进行了区分。《景岳全书》云："凡病心腹痛者，有上中下三焦之别。上焦者，痛在膈上，此即胃脘痛也，《内经》曰胃脘当心而痛者即此。时人以此为心痛，不知心不可痛也，若病真心痛者，必手足冷至节，爪甲青，旦发夕死，夕发旦死，不可治也。中焦痛者，在中脘，脾胃间病也。下焦痛者，在脐下，肝肾大小肠膀胱病也。凡此三者，皆有虚实寒热之不同，宜详察而治之。"又如徐灵胎评《临证指南医案》："心痛、胃脘痛确是二病，然心痛绝少，而胃痛极多，亦有因胃痛及心痛者，故此二症，古人不分两项，医者细心求之，自能辨其轻重也。"李用粹《证治汇补》："心痛在歧骨陷处，胸痛则横满胸间，胃脘痛在心之下。"何梦瑶《医碥》："皆由各脏腑经脉传来，如从胸痛至心，是肺心痛；从胃脘痛至心，是胃心痛；从胁痛至心，是肝心痛；从腰痛至心，是肾心痛，可类推之。盖五脏六腑任督各支脉，皆络于心，其邪气自支脉而乘心者，不易入于心，而但犯其包络也。于是气血为邪所滞，邪正相击，故痛矣。心包络痛，在胸下骹骺骨处，稍下即为胃脘痛。胃上脘名贲门，在脐上五寸，去骹骺骨三寸，而痛每相连，故世俗总以心痛呼之，且有九种心痛之说，曰虫、饮、食、风、冷、热、悸、痊、去来痛。"对心痛的种类进行了更详细的区分。

2. 历代对胸痹心痛病因病机的认识

（1）胸痹心痛病因的认识：历代医家都对胸痹心痛的病因进行了论述，《黄帝内经》主要分为外邪侵袭和脏腑传变两类，晋唐时期亦多类同。此后，宋代陈无择《三因极一病证方论》认为心痛"若十二经络外感六淫，则其气闭塞，郁于中焦，气与邪争，发为疼痛，属外所因；若五脏内动，泊以七情，则其气痞结，聚于中脘，气与血搏，发为疼痛，属内所因；饮食劳逸，触忤非类，使脏气不平，痞隔于中，食饮遁痊，变乱肠胃，发为疼痛，属不内外因。"开创了"三因学说"，对后世医家的病因分类形成了较大影响。具体而言，则以外邪侵袭、情志所伤、饮食不节、脏腑经络病变最为常见。

1）外邪侵袭：《黄帝内经》认为外邪侵袭是病心痛的重要原因，如《素问·至真要大论》云："太阳之胜，凝栗且至……寒厥入胃，则内生心痛"，"太阳司天，寒淫所胜，则寒气反至……民病厥心痛……善悲……心澹澹大动，胸胁胃脘不安，面赤目黄，善噫，嗌干，甚则色炲，渴而欲饮，病本于心。"认为寒邪侵袭为心痛的致病因素。《素问·刺热》云："心热病者，先不乐，数日乃热，热争则卒心痛，烦闷善呕，头痛，面赤，无汗。"认为热邪为心痛的致病因素。《素问·痹论》云："脉痹不已，复感于邪，内舍于心。"认为外邪侵袭是导致心痹的必要因素。隋代《诸病源候论》亦认为风寒之邪为心痛重要致病因素，"心痛者，风冷邪气乘于心也，其痛发，有死者，有不死者，有久成疹者。心为诸脏主而藏神，其正经不可伤，伤之而痛为真心痛，朝发夕死，夕发朝死。心有支别之络脉，其为风冷所乘，不伤于正经者，亦令心痛，则乍间乍甚，故成疹不死。"唐代《备急千金要方》同样认同寒邪是重要致病因素，谓"寒气卒客于五脏六腑，则发卒心痛胸痹，感于寒，微者为咳，甚者为痛为泄。"后世对此亦多有认同，如《圣济总录》云："复因风寒暑湿客忤邪恶之气，乘虚入于机体，流注经络，伏流脏腑，毒击心包，时发疼痛。"宋·陈无择云："三气袭人经络……久而不已，则入五脏……烦心上气，嗌干，恐噫，厥胀满者，是痹客于心。"《仁斋直指方》云："心之正经果为风冷邪气所干，果为气血痰水所犯，则其痛掣背。"《寿世保元》云："其有真心痛者，大寒触犯心君，又有污血冲心，手足青过节者，旦发夕死，夕发旦死，非药所能疗焉。"

2）情志所伤：七情为五脏生理功能所化生，所以可影响诸脏腑功能。如《灵枢·口问》篇所云：

"悲哀愁忧则心动，心动则五脏六腑皆摇。"可见情志致病亦是胸痹心痛的重要因素，如隋代《诸病源候论》云："思虑烦多则损心，心虚故邪乘之，邪积而不去，则时害饮食，心里愊愊如满，蕴蕴而痛，是谓之心痹。"认为思虑可以影响心脾，造成心痹疼痛。《脉经》曰："忧愁思虑则伤心，则苦惊喜忘善怒。心伤者，其人劳倦则头面赤而下重，心中痛彻背，其脉弦，此心脏伤所致也。"宋代陈无择亦云："胃心痛者，腹胀满，不下食，食则不消。皆脏气不平，喜怒忧郁所致，属内所因。"此后医家亦对此多有论述，如明代王肯堂《证治准绳》云："夫心统性情，始由怵惕思虑则伤神，神伤，脏乃应而心虚矣。心虚则邪干，故手心主包络受其邪而痛也。"秦景明《症因脉治》云："七情六欲，动其心火，刑及肺金，或怫郁气逆，伤其肺道，则痰凝气结；或过饮辛热，伤其上焦，则血积于内，而闷闭胸痛矣。"沈金鳌《杂病源流犀烛》亦云七情失调可致心痛，认为：（除）"喜之气能散外，余皆足令心气郁结，而为痛也"，"总之七情之由作心痛，七情失调可致气血耗逆，心脉失畅，痹阻不通而发心痛"。

3）饮食不节：宋代《济生方》云："夫心痛之病，医经所载凡有九种：一曰虫心痛，二曰疰心痛，三曰风心痛，四曰悸心痛，五曰食心痛，六曰饮心痛，七曰寒心痛，八曰热心痛，九曰去来心痛。其名虽不同，而其所致皆因外感六淫，内沮七情，或饮啖生冷果食之类，使邪气搏于正气，邪正交击，气道闭塞，郁于中焦，遂成心痛。"认为饮食生冷是导致心痛的常见原因。此后张从正《儒门事亲》亦云："夫膏粱之人……酒食所伤，胸闷痞膈，酢心。"指出酒食所伤可导致胸痹心痛。又如《症因脉治》云："胸痹之因，饮食不节，饥饱损伤，痰凝血滞，中焦混浊，则闭食闷痛之症作矣"，"过饮辛热，伤其上焦，则血积于内，而闷闭胸痛矣"。认为饮食不节，过饮辛热，饥饱失常等均可使痰凝血滞，进而导致胸痹心痛的发生。此后《寿世保元》亦云："酒性大热有毒，大能助火，一饮下咽，肺先受之，肺为五脏之华盖，属金本燥，酒性喜升，气必随之，痰郁于上，溺涩于下，肺受贼邪，不生肾水，水不能制心火，诸病生焉。其始也病浅，或呕吐，或自汗……或心脾痛。"认为过饮酒醴可导致各种疾病，其中就包括胸痹心痛。

4）脏腑经络病变：《灵枢·厥病》云："厥心痛，与背相控，善瘛，如从后触其心，伛偻者，肾心痛也，先取京骨、昆仑，发针不已，取然谷。厥心痛，腹胀胸满，心尤痛甚，胃心痛也，取之大都、大白。厥心痛，痛如以锥针刺其心，心痛甚者，脾心痛也，取之然谷、太溪。厥心痛，色苍苍如死状，终日不得太息，肝心痛也，取之行间、太冲。厥心痛，卧若徒居，心痛间，动作，痛益甚，色不变，肺心痛也，取之鱼际、太渊。真心痛，手足清至节，心痛甚，旦发夕死。心痛不可刺者，中有盛聚，不可取于腧。"《难经》云："其五脏气相干，名厥心痛；其痛甚，但在心，手足青者，即名真心痛。其真心痛者，旦发夕死，夕发旦死。"其"五脏气相干"恰与《灵枢·厥病》之文相应。杨玄操为此注云："诸经络皆属于心，若一经有病，其脉逆行，逆则乘心，乘心则心痛，故曰厥心痛。"可见五脏经络病变均可发为心痛。宋代《圣济总录》云："卒心痛者，本于脏腑虚弱，寒气卒然客之。"《太平圣惠方》亦云："夫胸痹短气者，由脏腑虚弱，阴阳不和，风冷邪气，攻注胸中。"可见脏腑虚弱亦是心痛的原因。徐春甫《古今医统大全·心痛门》引《针经》曰："足太阴之脉，其支者复从胃别上膈注心中。是动则病舌根强，食则呕，胃脘痛，腹胀，善噫，心中急痛。胃病者，腹胀，胃脘当心而痛，上支两胁，膈咽不通。"同时又在《古今医统大全·脾痛候》云："大抵人病胸膈心腹疼痛，动辄饮食劳倦所伤，则脾气为之郁滞，或犯寒暑湿热及食积痰气，脾受之而作心痛，此脾痛也，非心也。"《薛氏医案》云："肝气通则心气和，肝气滞则心气乏。"《医阶辨证》云："胸痛，心之俞，胆之脉络，引痛背胁"，可知心为五脏六腑之大主，诸脏腑经络的病变或多或少都会影响心的功能，进而导致胸痹心痛的发生。

（2）胸痹心痛病机的认识

1）心脉痹阻：《素问·举痛论》云："经脉流行不止，环周不休。寒气入经而稽迟，泣而不行，客于脉外则血少，客于脉中则气不通，故卒然而痛。"《素问·痹论》云："心痹者，脉不通，烦则心下鼓，暴上气而喘，嗌干善噫，厥气上则恐。"《素问·调经论》云："厥气上逆，寒气积于胸中而不泻，不泻则温气去寒独留，则血凝泣，凝则脉不通，其脉盛大以涩，故中寒。"可见早在《黄帝内经》就对胸痹心痛的病机已有认识，认为心脉痹阻，血行不畅是其关键病机，而其影响以寒邪为著，此外伴随临床实践深入，痰饮、血瘀、气滞等痹阻胸阳亦为医家所重视，成为心脉痹阻的重要因素。如《症因脉治·胸痛论》云："过饮辛热，伤其上焦，则血积于内，而闷闷胸痛矣。"《医说》云胸痹因"胸府有恶血引起。"《杂

病源流犀烛·心痛源流》云："总之七情之由作心痛，
七情失调可致气血耗逆，心脉失畅，痹阻不通而发心
痛"。《医经溯洄集·五郁论》云："凡痛之起多由于
郁，郁者，滞而不通之义"。《古今医统大全》云：
"五脏内动，沮以七情，则其气痞结，聚于膻中"。何
梦瑶《医碥》云："须知胸为清阳之分，其病也，气
滞为多，实亦滞，虚亦滞。气滞则痰饮亦停，宜行气
除饮。"

2）阴阳失调：《金匮要略·胸痹心痛短气病脉证
治》："夫脉当取太过不及，阳微阴弦，即胸痹而痛，
所以然者，责其极虚也。今阳虚，知在上焦，所以胸
痹心痛者，以其阴弦故也。"认为阳微阴弦是胸痹的
关键病机。此后历代医家对此多有发挥。如《诸病源
候论》："心，阳气也；冷，阴气也。冷乘于心，阴阳
相乘，冷热相击，故令痛也。"《圣济总录·心痛门》：
"论曰手少阴，心之经也，心为阳中之阳……。若诸
阳气虚，少阴之经气逆，则阳虚而阴厥，致令心痛，
是为厥心痛。"《医宗金鉴》："阳微，寸口脉微也，
阳得阴脉，为阳不及，上焦阳虚也；阴弦，尺中脉弦
也，阴得阴脉，为阴太过，下焦阴实也。凡邪实之
邪，皆得以上乘阳虚之胸，所以病胸痹心痛。"《类证
治裁》："胸痹，胸中阳微不运，久则阴乘阳位而为痹

结也。"《医门法律·中寒门》："胸痹心痛，然总因阳虚，故阴得乘之。"叶天士："若夫胸痹，则但因胸中阳虚不运，久而成痹。"沈金鳌《杂病源流犀烛》："夫心主诸阳，又主阴血，故因邪而阳气郁者痛，阳虚而邪胜者亦痛。因邪而阴血凝注者痛，阴虚而邪胜者亦痛。"

3）脏腑虚弱：经言"正气存内，邪不可干"，脏腑虚弱，易受外邪，外邪乘已虚之位，而致气滞血瘀，心胸痹阻，发而为病。如《诸病源候论》云："寒气客于五脏六腑，因虚而发，上冲胸间，则胸痹。"《圣济总录·心痛门》云："中脏既虚，邪气客之，痞而不散，宜通而塞，故为痛也"，"论曰肝心痛者，色苍苍如死灰状，不得太息是也……今肝虚受邪，传为心痛，故色苍苍而不泽，拘挛不得太息也。"《太平圣惠方》云："夫胸痹短气者，由脏腑虚弱，阴阳不和，风冷邪气，攻注胸中。"《玉机微义》："然亦有病久气血虚损及素作劳羸弱之人患心痛者，兼虚痛也。"可见各种因素导致脏腑虚弱，易发胸痹心痛，而胸痹心痛日久亦以虚证居多。

3. **历代对胸痹心痛的辨治方法** 秦汉时期，《黄帝内经》对胸痹心痛主要是症状、病因病机等的理论描述，并未涉及药物治疗。此后张仲景《金匮要略·

胸痹心痛短气病脉证治》首次将胸痹与心痛合篇论
述，整理了胸痹心痛的主要病机、发病特点和治法方
药。该篇共载论一首，证一首，方十首，其中以瓜
蒌、薤白为主药的为三条。该篇第三条："胸痹之病，
喘息咳唾，胸背痛，短气，寸口脉沉而迟，关上小紧
数，栝蒌薤白白酒汤主之。"第四条："胸痹不得卧，
心痛彻背者，栝蒌薤白半夏汤主之。"第五条："胸痹
心中痞，留气结在胸，胸满，胁下逆抢心，枳实薤白
桂枝汤主之；人参汤亦主之。"此三条为胸中阳气不
振，痰浊水饮痹结所致，治以辛温宣痹通阳之法。其
中瓜蒌薤白白酒汤主治为胸中阳气不振，脏寒气塞之
证；瓜蒌薤白半夏汤主治脏寒气塞兼有痰饮之证；枳
实薤白桂枝汤主治胸中阳气虚，痰饮上逆之证。而胸
中阳气虚，痰饮上逆病势较缓者，则用人参汤，为温
中益气补虚之法。《张氏医通》云治胸中实痰外溢，
用薤白桂枝以解散之；治胸中虚痰内结，即用人参理
中以清理之。第六条"胸痹，胸中气塞，短气，茯苓
杏仁甘草汤主之，橘枳姜汤亦主之。"为痰气互结，
阻于胸膈，为温中行气，温化痰饮之法，水饮重者，
用茯苓杏仁甘草汤；气滞重者，用橘枳姜汤。此外
"胸痹缓急者，薏苡附子散主之"，"心痛彻背，背痛
彻心，乌头赤石脂丸主之"，胸痹疼痛时作时止，甚

至疼痛不休，为阴寒邪甚，则以大辛大热之品迅扫阴邪，急通痞气。因对胸痹心痛认识以"阳微阴弦"立论，所以用药以辛温为主，以宣痹通阳、温化水饮、温中散寒为法。

晋唐时期，葛洪《肘后备急方》对胸痹和心痛的治方进行整理，分为《治卒心痛方第八》和《治卒患胸痹痛方第二十九》两部分。记载了治疗心痛和胸痹单方、验方多达 50 余种，其中附子、桂心、人参、干姜、吴茱萸、苦酒等为治卒心痛常用药物，可见治疗心痛亦以辛温散寒为常法。值得注意的是，《治卒心痛方第八》的部分方剂，如"人参、桂心、栀子（擘）、甘草（炙）、黄芩各一两。水六升，煮取二升。分三服，奇效"；"桂心、当归各一两，栀子十四枚。捣为散，酒服方寸匕，日三五服。亦治久心病发作有时节者也。"体现了运用寒温并用，辛开苦降的方法治疗心痛，是治疗用药思路的一种发展与进步。在治疗胸痹方面，《肘后备急方》以瓜蒌、薤白、枳实、橘皮、干姜等为常用药物，并认为"仲景方神效"，较多继承了张仲景治疗胸痹心痛的思想方法。同时《治卒患胸痹痛方第二十九》中条文："又方，桂、乌喙、干姜各一分，人参、细辛、茱萸各二分，贝母二分，合捣，蜜和丸，如小豆大，一服三丸，日三服之。"将在温散中参入补气化痰之法，亦是治疗方法的创新之处。唐代孙思邈《备急千金要方·心腹痛第六》将心痛与腹痛合并，扩大了心痛证治的范围。其药方部分吸取了《肘后备急方》经验，如"桃白皮煮汁，空腹以意服之……治猝中恶心痛方：苦参（三两），上一味，咀，以好醋一升半煮取八合，强者顿服，老小分二服。"同时也有实践创新，使用药日趋丰富，如"治寒气卒客于五脏六腑中则发心痛方：大黄、芍药、柴胡各四两，升麻、黄芩、桔梗、朱砂各三两，鬼臼、鬼箭羽、桂心、朴硝各二两。上十一味，咀，以水九升煮取二升七合，分三服，先分朱砂作三份，每服纳一份，搅匀服之。"除寒温并用之外，还有活血通下之法寓于其中。《备急千金要方·胸痹第七》则继承了张仲景的治疗思路，所用方药在《金匮要略》的基础上又有所发展，如"前胡汤，治胸中逆气，心痛彻背，少气不食方。前胡、甘草、半夏、芍药各二两，黄芩、当归、人参、桂心各一两，生姜三两，大枣三十枚，竹叶一升。上十一味，咀，以水九升煮取三升，分四服。"用前胡、竹叶以降风热上逆之气。此外，唐代《外台秘要》对治疗胸痹心痛的方药广收博取，收集了一百余首方剂，并按所治病症的症状和病性细致分类，其中心痛方十四类，胸痹方七类，对唐代及以前的胸痹心痛的治疗方药进行汇集，保存了珍贵的医学资料。同时伴随外来香料进入，辛香药物的应用日渐广泛，《外台秘要》就有吃力伽丸等辛香药物治疗胸痹心痛的记载，并对后世辛香药物在治疗胸痹心痛中的运用产生了影响。

　　宋代在对前代医家继承的基础上，对胸痹心痛的治法又有了新的发展。随着印刷技术的出现，宋金元时期的医学书籍层出不穷，尤其是大型方书日趋丰富，关于胸痹心痛的方剂亦得到了最大程度的汇集，而辛香通散，开窍通络方剂的广泛应用成为该时期治疗的显著特点。如《太平圣惠方》治九种心痛，面色青，心腹妨闷，四肢不和，宜服沉香散方。治九种心痛，腹内冷气积聚，宜服沉香丸方。治卒心痛，腹胀，去恶气，麝香散方。各方中均有沉香、木香、麝香、丁香等芳香开窍药物。又如《圣济总录》治心疼不食，两胁刺痛，壅闷，参香散方。治心疼气刺痛，不能食，木香汤方。治心痛不可忍，香桂丸方。治心痛不能食，丁香丸方。治心疼气痛，客忤邪气，蛊毒鬼疰，犀香丸方等同样有许多芳香开窍的药物。又如《太平惠民和剂局方》认为心痛多由风冷邪气内攻所致，将心痛多归入治一切气篇中，常用苏合香丸（脱胎于吃力伽丸）、安息香丸、丁沉丸、大沉香丸等治疗，并认为这些芳香开窍药物辛香温通，可治一切冷气。又如《三因极一病证方论》按病因不同，将心痛分为外所因、内所因、不内外分别论治，除用蜜附汤、麻黄桂枝汤治疗外因心痛外，还用了鸡舌香散、苏合香丸、撞气阿魏丸等辛香药治疗心腹卒痛、卒心痛、九心痛等。此外，活血化瘀的方法也得到了广泛运用。如《太平圣惠方》用桂心、当归、莪术组方治卒心痛，用鬼箭羽、桃仁、赤芍药、鬼臼、陈橘皮、当归、桂心、柴胡、朱砂、川大黄组方治疗恶痒心痛，腹胁肩背痛无常处。《圣济总录》则有蓬莪术饮方治心痛，用生蓬莪术一两，粗捣筛，每服三钱匕，水醋各半盏，煎至七分，去滓热服。桃仁煎方治久心痛，用桃仁细研如膏，分作三服，熟汤化下，空心日午夜卧，未瘥再作。

金元时期，医学产生了许多流派，在学术上形成争鸣，使胸痹心痛辨治理论更趋多样。刘完素《素问病机气宜保命集·心痛论第二十》云："诸心痛者，皆少阴厥气上冲也。有热厥心痛者，身热足寒，痛甚则烦躁而吐，额自汗出，知为热也。其脉洪大，当灸太溪及昆仑，谓表里俱泻之，是谓热病汗不出，引热下行，表汗通身而出者，愈也。灸毕服金铃子散，痛止服枳术丸，去其余邪也。有大实心中痛者，因食受时气，卒然发痛，大便或秘，久而滞闷，心胸高起，按之愈痛，不能饮食，急以煮黄丸利之，利后以本汤去其余邪。有寒厥心痛者，手足逆而通身冷汗出，便利溺清，或大便利而不渴，气微力弱，急以术附汤温之。寒厥暴痛，非久病也。朝发暮死，当急救之。是知久痛无寒，而暴痛非热。"对心痛从寒热辨治，做了阐发。李东垣《东垣试效方·心胃及腹中诸痛论》则云："厥心痛者，乃寒邪客于心包络也。前人以良姜、菖蒲大辛热之味末之，酒醋调服，其痛立止，此折之耳。真心痛者，寒邪伤其君也，手足青至节，甚则旦发夕死。"良姜、菖蒲之用于心痛，很值得借鉴。

明清时期，胸闷心痛经历代医家研究归纳，在理论上已日趋完整，此时伴随大量医学著作以及医案著作的涌现，胸痹心痛的辨证理论与实践得到了很大的发展。

明清以前胸闷心痛治疗多从寒证辨治，而明清时期许多著作都注重心痛从寒热辨治，清热药成为胸痹心痛的常用方药。如《傅青主男科·心腹痛门》云："心痛之症有二，一则寒气侵心而痛，一则火气焚心而痛，寒气侵心者，手足反温，火气焚心者，手足反冷，以此辨之最得。寒痛方用……热痛方用黑栀三钱，白术五钱，甘草、半夏、柴胡各一钱，水煎服。"
并认为"寒热二症，皆责之于肝也，肝属木，心属
火，木衰不能生火，则包络寒，补肝而邪自退，若包
络之热，由于肝经之，泻肝而火自消也。"《万病回
春》则认为"心痛初起者，胃中有寒也……心痛稍久
者，胃中有郁热也。"又如《医学心悟》云："热痛
者，舌燥唇焦，溺赤便闭，喜冷畏热，其痛或作或
止，脉洪大有力，清中汤主之。寒痛者，其痛暴发，
手足厥冷，口鼻喜冷，喜热畏寒，其痛绵绵不休，脉
沉细无力，姜附汤加肉桂主之。"并言"或问：久痛
无寒，暴痛无火，然乎？否乎？答曰：此说亦宜斟
酌。如人宿有积热，或受暑湿之热，或热食所伤而
发，则暴痛亦属火矣，岂宜热药疗之。如人本体虚
寒，经年累月，凭发无休，是久痛亦属寒矣，岂宜寒
药疗之。且凡病始受热中，末传寒中者，比比皆是。
必须临症审确，逐一明辨，斯无误也。"

　　此外，明清时期许多著作都注重虚实辨治，补虚
药在治疗胸痹心痛中得到了较多应用。如《玉机微
义》云："此论寒厥热厥，与夫大实心痛及治法已详。
然亦有病久，气血虚损，及素作劳羸弱之人患心痛
者，皆虚痛也。故钱氏曰：心虚者，炒盐补之。观
《图经衍义》中，牡蛎治心痛，则蛎粉与盐实得之矣。

但世俗莫知其妙，而先哲不言此例者，欲人自求之尔。"认为除了寒热辨治外，还需辨虚实而治。《医学心悟》云："虚痛者，心悸怔忡，以手按之则痛止，归脾汤主之。"认为虚痛者当补益气血，并认为"诸痛为实，痛无补法，亦非也，如人果属实痛则不可补，若属虚痛，必须补之。虚而寒者，则宜温补并行，若寒而不虚，则专以温剂主之。丹溪云温即是补。若虚而兼火，则补剂中须加凉药，此治痛之良法，治者宜详审焉。"《证治汇补》亦云辨治当分虚实，谓："心痛满闷拒按便闭者，宜利，痛随利减，所谓通则不痛也。如病后羸弱，食少体虚，因劳忍饥而发，手按痛缓者，治宜温补。然喜按属虚，拒按属实，乃论其常耳，往往有阴寒凝结，亦令胀闷难按，必当温散，无任寒凉。"又如《明医指掌》云："虚弱人心痛，钱氏云：心虚痛者，炒盐补之。以物按住而痛止者，挟虚也，二陈汤加炮姜末和之。若久病元气虚弱，肢体怯薄，脉虚，手欲按者，六君子汤加砂仁、香附。"《景岳全书》则详细列举虚实辨别之法，云："痛有虚实……辨之之法，但当察其可按者为虚，拒按者为实。久痛者多虚，暴痛者多实。得食稍可者为虚，胀满畏食者为实。痛徐而缓，莫得其处者多虚，痛剧而坚，一定不移者为实。痛在肠脏中，有物有滞者多实，痛在腔胁经络，不干中脏，而牵连腰背，无胀无滞者多虚。脉与证参，虚实自辨。微实者，宜调不宜攻；大实者，或上或下，非攻不可；纯虚者，或气或血，非大补不可。"并认为："气血虚寒，不能营养心脾者，最多心腹痛证，然必以积劳积损及忧思不遂者，乃有此病；或心、脾、肝、肾气血本虚而偶犯劳伤，或偶犯寒气及饮食不调者，亦有此证。凡虚痛之候，每多连绵不止，而亦无急暴之势，或按之、揉之、温之、熨之痛必稍缓，其在心脾胸胁之间者，则或为戚戚，或为慌慌，或似嘈非嘈，或饥劳更甚，或得食稍可，或懊无迹，莫可名状，或形色青黄，或脉微气弱，是皆虚寒之证，此非甘温养血，补胃和中不可也，宜大、小营煎，理阴煎之类加减主之。若气虚者，必大加人参，阳衰者，必佐以桂、附、干姜。"戴元礼则认为临证多见肾虚心痛，云房劳肾虚之人，胸膈多有隐痛。此肾虚不能纳气，气虚不能生血之故。夫气与血，犹水也，盛则流畅，虚则鲜有不滞者。宜破故纸之类补肾，地、归之类补血。若作寻常痛治，殆矣。《辨证录》亦云肾虚则水火不能既济，发为心痛，谓："人有心痛不能忍，气息奄奄，服姜汤而少安，手按之而能忍，日轻夜重，痛阵至时，几不欲生，人以为此寒痛也。用热药少止，片

141

时而仍痛，其故何与？寒有不同也。凡人心君宁静，由于肾气之通心也。肾气不交于心，而寒邪中之，心遂不安而痛矣。倘徒祛其寒而不补其肾，则肾虚而火不能下热于肾中，即肾虚，而水不能上交于心内。此治心必须治肾，而补肾中之火以救心，犹必须补肾中之水以救肾也。方用补水救火汤。"

同时明清许多医家重视对胸痹心痛的脉证研究，使其在实践中得到不断发展。《景岳全书·心腹痛》云："凡诸病之虚实，辨之于脉者皆易，惟心腹痛证，则有大有小，其脉多有难辨，虽滑实有力者，固多实邪，虚弱无神者，固多虚邪，此其常也。然暴痛之极者，每多沉伏、细涩，最似极虚之候。不知气为邪逆，气逆则脉道不行而沉伏异常，此正邪实之脉，然于沉伏之中细察之，必有梗梗然弦紧之意，此必寒邪阻遏阳气者，多有是脉，若火邪作痛，则不然也。凡见此者，不得因其细极、微极便认为虚脱，妄用补剂，必大误矣。辨此之法，但当察其形气，以见平素之强弱，问其病因，以知新病久病，及何所因而起。大都暴病痛急，而脉忽细伏者多实邪，久病痛缓，而脉本微弱者为虚邪，再以前论虚实之法酌之，以理参而诊之，则万无一失矣。"充分说明了脉证在心痛论治中的重要性。《医宗金鉴》云："脉太过则病，不及

亦病，故脉当取太过不及而候病也。阳微，寸口脉微
也，阳得阴脉为阳不及，上焦阳虚也。阴弦，尺中脉
弦也，阴得阴脉为阴太过，下焦阴实也……寸口脉沉
而迟，沉则为里气滞，迟则为脏内寒，主上焦脏寒气
滞也。关上小紧而疾，小为阳虚，紧疾寒痛，是主中
焦气急寒痛也。"《金匮悬解》云："诊脉当取其太过
不及，以定虚实。寸为阳，尺为阴，寸旺于尺，人之
常也，寸微是阳虚于上，尺弦是阴盛于下。弦为肝
脉，应见于左关，尺弦者，水寒不能生木，木郁于水
而不升也。木不升则脾必陷，肝脾所以升清阳，肝脾
郁陷，清阳不升，是寸之所以微也。阳不敌阴、则阴
邪上犯，浊气填塞，是以胸痹。"两书对《金匮要略》
关于胸痹心痛脉证的认识进行了进一步探索与发挥。
《古今医鉴》云："沉弦细动，皆是痛证。心痛在寸，
腹痛在关，下部在尺，脉象显然。坚实不大便者下
之，痛甚者脉必伏。阳微阴弦短而涩者，皆心痛也。
脉沉细而迟者，易治。浮大弦长，皆难治。"对胸痹
心痛证治的病位、难易进行了总结。《明医指掌》云：
"心痛微急，痛甚伏入。阳微阴弦，或短又数。紧实
便难，滑实痰积。心痛引背，脉微而大，寸沉而迟，
关紧数锐。"对胸痹心痛常见脉象进行了归纳。《证治
准绳·杂病》则云："脉多见于右关，阴弦为痛。微

急为痛。微大为心痹引背痛。短数为痛。涩为痛。痛甚者，脉必伏。大是久病。洪大数，属火热。滑大属痰。右手实者，痰积。沉滑者，有宿食。弦迟者，有寒。沉细而迟者，可治。坚大而实，浮大而长，滑而利，数而紧，皆难治。真心痛，手足俱青至节者，不治。"《张氏医通》云："心脉微急为痛，短而数心痛，涩则心痛，脉浮大弦长者死，沉细者生。"《证治汇补》云："心痛者，脉必急，痛甚者，脉必伏。又热则数，痰则滑，瘀则涩，虚则濡，外寒则紧，内寒则迟，沉细者生，弦长者死。大凡痛甚者，脉必伏，且有厥冷昏闷自汗寒热之症，切不可疑为虚寒，即投温补，宜究病因而施治，方为无失。"可见明清医家对胸痹心痛脉证多有独到见解，对胸痹心痛脉象、证型进行了剖析，同时在胸痹心痛的辨治中进行了广泛的临床运用。

4. 胸痹常用治法及方剂

（1）通阳化饮法：此法温通化饮，主治阳虚寒凝致胸阳不振者。寒则流通受阻，血脉凝滞，易产生痉挛疼痛。常用张仲景瓜蒌薤白类方。

瓜蒌薤白白酒汤方

瓜蒌实一枚（捣）薤白半斤　白酒七升

上三味，同煮，取二升，分温再服。

瓜蒌薤白半夏汤方

瓜蒌实一枚　薤白三两　半夏半斤　白酒一斗

上四味，同煮，取四升，温服一升，日三服。

枳实薤白桂枝汤方

枳实四枚　厚朴四两　薤白半斤　桂枝一两　瓜蒌实一枚（捣）

上五味，以水五升，先煮枳实、厚朴，取二升，去滓，内诸药，煮数沸，分温三服。

寒甚见心痛彻背，背痛彻心可用乌头赤石脂丸。

乌头一分，炮　蜀椒一分（一法二分）　干姜一两（一法一分）　附子半两（一法一分）　赤石脂一两（一法二分）

上五味，末之，蜜丸，如梧子大，先食服一丸，日三服。不知，稍加服。

（2）辛香通散法：此为温通之法，主治寒厥心痛，多见寒逆中焦、痰浊阻窍之证，常用苏合香丸等，辛香药物良姜、姜黄、茅术、丁香、草果、川朴、桂枝、川椒等亦常用。

苏合香丸

苏合香三分　琥珀三分（细研）　麒麟竭三分　牡丹三分　生干地黄一两　紫石英一两（细研，水飞过）　细辛半两　柴胡一两（去苗）　鳖甲一两

（涂醋，炙微黄）　　续断三分　川芎三分　麦门冬一两半（去心，焙）　　当归三分（锉碎，微炒）　　延胡索半两　藕节三分　蒲黄半两　木香半两　桂心半两　藁本半两　桃仁三分（汤浸，去皮尖双仁，麸炒微黄）　　槟榔半两

上为末，炼蜜为丸，如梧桐子大。每服三十丸，空心及晚食前以桃仁汤送下。

（3）活血化瘀法：活血化瘀是治疗胸痹心痛常用治法，现代临床尤为常见。主治血瘀凝滞阻塞络脉，气血运行受阻所致的胸痹心痛。常用方药有桃核承气汤、失笑散等，桃仁、红花、丹皮、枳壳、玄胡索、韭汁、桔梗亦为常用药物。

桃核承气汤方

桃核五十个，取仁　大黄四两　甘草二两，生　桂枝二两　芒硝二两

上五味，以水七升，煮取二升半，去滓，内芒硝，更上火微沸，温服五合，日三服，当微利。

失笑散

蒲黄、五灵脂等分

上为末，每用二钱，先以醋调成膏，入水一盏煎七分。

（4）温中益气法：温中益气是温通胸阳，温中补

虚的治疗方法，主治胸中阳气亏虚，清阳不振，浊阴
僭逆，客气冲逆之证。常用方药有人参汤（理中汤）、
小建中汤等。

人参汤

人参　甘草　干姜　白术各三两

上四味，以水八升，煮取三升，温服一升，日
三服。

小建中汤

芍药六两，酒炒　桂枝三两，去皮　炙甘草二两
生姜切，三两　大枣十二枚，擘　饴糖一升

上六味，以水七升，先煮五味，取三升，去滓，
内饴糖，更上微火消解，温服一升，日三服。

（5）理气化痰法：理气化痰是理气解郁，燥湿化
痰的治疗方法，主治气郁痰凝，心脉痹阻之证。常用
方药有二陈汤等。

二陈汤

半夏洗七次　橘红各五两　白茯苓三两　甘草炙
一两半。

上药㕮咀，每服四钱，用水一盏，生姜七片，乌
梅一个，同煎六分，去滓，热服，不拘时候。

（6）益气补血法：益气补血是补益气血的治疗方
法，主治脏腑功能虚弱，气血生化不足，无以养心之

证。常用方剂有归脾汤。

归脾汤

白术 当归 白茯苓 黄芪（炒） 龙眼肉 远志 酸枣仁（炒）各一钱 木香五分 甘草（炙）三分 人参一钱

上姜枣水煎服。加柴胡、山栀，即加味归脾汤。

（7）清热泻火法：清热泻火法是使用寒凉性质的药物治疗心火亢盛所致的胸痹心痛之证。常用栀子豉汤、清中汤加减。

栀子豉汤方

栀子十四枚（掰，味甘寒） 香豉四合（绵裹，味苦寒）

右二味，以水四升，先煮栀子，得二升半，内豉，煮取一升半，去滓，分为二服，温进一服。得吐者，止后服。

清中汤

香附 陈皮各一钱五分 黑山栀 金铃子（即川楝子）元胡索各八分 甘草（炙）五分 川黄连（姜汁炒）一钱

水煎服。

5. 历代对胸痹心痛的养生调护方法 传统文化讲究养生、保生、贵生，历代关于胸痹心痛的养生调护有着丰富的文献记载，如《素问·脏气法时论》云："心主夏，手少阴太阳主治。其日丙丁。心苦缓，急食酸以收之。"《素问吴注》作注云："心以长养为令，志喜而缓，缓则心气散逸，自伤其神矣，急宜食酸以收之。"认为心气虚者，宜食酸以收敛。又云："病在心，愈在长夏，长夏不愈，甚于冬，冬不死，持于春，起于夏。禁温食热衣。"认为心病之人，起居饮食不可过于温热。又云："心病者，日中慧，夜半甚，平旦静。心欲软，急食咸以软之；用咸补之，甘泻之。"《素问经注节解》作注云："心为牡脏，主血与火，以阳为事，阳盛则亢，故病则欲软。善于软者，莫过于咸，咸者水也，以水治火，则火自息而心自宁，故软之即所以补之。然软之为言柔也，心火易亢而欲其柔软也。若欲折其上逆之势而使之下泄，则又宜用甘，甘性缓而善于泄热也。"认为心火过亢宜用咸以补，甘以泻。又如《难经》云："忧愁思虑则伤心。"认为心病需注意七情调摄。再如《保生秘要》曰："凡人气旺则血荣而润泽，气绝则血活而灭形。故气虚弱滞涩而成病，如滞于心，心为身之主，统领血海，故心血少则神不定，寝不安，百病集作。诸痛痒疮痍，皆属心火，当常呵以泄其火，吸以和其心。诸心切勿食，秽气触我灵。夏至夜半后，地气一阴生，大热勿食冷，受寒霍乱侵，并忌房中事，元气离命门。大抵当甚暑，人善于养心，则无秋患，时当饮六一灯心汤，豆蔻香茹水，醉饱勿顶风前卧，慎此则无患矣。"强调饮食起居的养生调摄。

同时历代文献也有许多食疗和饮食禁忌的记载。如《灵枢·五味》云："心病者，宜食麦、羊肉、杏、薤。"认为食用麦、羊肉、杏、薤等有助于心病的养生调护。麦芽在《药性论》云其可"消化宿食，破冷气，去心腹胀满"。羊肉《别录》云其"主缓中，字乳余疾，及头脑大风汗出，虚劳寒冷，补中益气，安心止惊。"《千金方·食治》云："主暖中止痛，利产妇。"《滇南本草》云："治心中冷热，止渴定喘，解瘟疫。"薤《本草求真》云："薤，味辛则散，散则能使在上寒滞立消；味苦则降，降则能使在下寒滞立下；气温则散，散则能使在中寒滞立除；体滑则通，通则能使久痼寒滞立解。是以下痢可除，瘀血可散，喘急可止，水肿可敷，胸痹刺痛可愈，胎产可治，汤火及中恶卒死可救，实通气、滑窍、助阳佳品也。功用有类于韭，但韭则入血行气及补肾阳，此则专通寒滞及兼滑窍之为异耳。"

《食疗本草》记载白蒿：捣汁去热黄及心痛。菰菜（茭白）：热毒风气，卒心痛，可盐、醋煮食之。

榆荚：卒冷气心痛，食之瘥。芜荑：可少吃，多食发热、心痛，为其味辛之故。沙糖：多食令人心痛。桃仁：杀三虫，止心痛。羊乳：治卒心痛，可温服之。兔：不宜与姜、橘同食之，令人卒患心痛，不可治也。麋：其角……若卒心痛，一服立瘥。驴：卒心痛，绞结连腰脐者，取驴乳三升，热服之瘥。乌雄鸡：主心痛，除心腹恶气。山鸡：不与胡桃同食，即令人发头风，如在舡车内，兼发心痛。鲟鱼：大人久食，令人卒心痛，并使人卒患腰痛。青鱼：头中有枕，取之蒸，令气通，曝干，状如琥珀。此物疗卒心痛，平水气。大豆：煮食之，主心痛，筋挛，膝痛，胀满。粳米：研服之，去卒心痛。白粳米汁：主心痛，止渴，断热毒痢。醋：研青木香服之，止卒心痛、血气等。越瓜：不可空腹和醋食之，令人心痛。秦荻梨：末之，和酒服，疗卒心痛，悒悒，塞满气。马芹子：卒心痛，子作末，醋服。又如《饮食须知》记载粳米同苍耳食卒心痛，急烧仓米灰和蜜浆调服，不尔即死。菜瓜：生食冷中动气，食心痛脐下结。桃子：同鳖肉食，患心痛。柿子：味甘性寒。多食发痰。同酒食易醉，或心痛欲死。桑椹子：味甘酸，性微温。小儿多食，令心痛。黑沙糖：味甘性温。多食令人心痛。鲟鱼：久食令人心痛腰疼。野鸡：同胡桃食，发头风眩晕及心痛，损多益少，不可常食。兔肉：与姜橘同食，令人心痛霍乱。《得配本草·菜部》记载桃枝：酒煎饮，治卒心痛。大枣：治卒心痛，诀云：一个乌梅二个枣，七枚杏仁一处捣，男酒女醋送下之，不害心疼直到老。荔枝核：治疝，疗心痛。荷叶得童便，治产后心痛。

此外，传统文献还可见较多调息导引及养生保健之法，如《遵生八笺》所载"修养心脏法"：当以四月五月弦朔清旦，面南端坐，叩齿九通，漱玉泉三次，静思注想，吸离宫赤气入口，三吞之，闭气三十息，以补呵气之损。又载"六气治心法"：治心脏用呵，以鼻渐长引气，以口呵之，皆调气如上，勿令自耳闻之。若心有病，大呵三遍。呵时，以手交叉，乘起顶上为之。去心家劳热，一切烦闷。疾愈即止，过度即损，亦须以呼字吸旺气以补之。以及"心脏导引法"：可正坐，两手作拳，用力左右互筑，各五六度。又以一手向上拓空，如擎石米之重，左右更手行之。又以两手交叉，以脚踏手中，各五六度，闭气为之。去心胸风邪诸疾，行之良久，闭目，三咽津，叩齿三通而止。又如《沈氏尊生书》载有养护心脏导引之法："可正坐，以两手作拳，用力左右互相筑各六度，又可正坐，以一手按上，一手向下托空如重石，又以两手相叉，以脚踏手中各五六度，能去心胸间风邪诸疾，闭气，为之良久，闭目，三咽津，三叩齿而已。"《沈氏尊生书》又引《养生书》养护心脏之法："常以四月五月朔望清旦，面南端坐，叩金梁九，漱元泉三，静思注想吸离宫赤色气入口，三吞之，闭气三十息。"而且《沈氏尊生书》还引用了《保生秘要》治疗胸痹心痛的导引之法，曰："于足三里掐之九九，擦也九九，运行后功，痛气降而愈。"又曰："行归元逐痛处，流行胃火，自然发散。"

最后须指出的是，古代文献中所称"心痛"，有些是指胃痛而言，应根据其症状，做出鉴别，诚如徐灵胎所说："心痛、胃脘痛确是二病，然心痛绝少，而胃痛极多，亦有因胃痛及心痛者，故此二症，古人不分两项，医者细心求之，自能辨其轻重也。"（朱杭溢撰）

瓜蒌薤白白酒汤的方药研究概述

瓜蒌薤白白酒汤出自《金匮要略》第九篇胸痹心痛短气病脉证治，"胸痹之病，喘息咳唾，胸背痛，短气，寸口脉沉而迟，关上小紧数，栝蒌薤白白酒汤主之。"其方由瓜蒌实、薤白、白酒组成，是《金匮

要略》治胸痹的名方。《本草思辨录》谓瓜蒌"栝楼
实之长，在导痰浊下行，故结胸胸痹，非此不治"，
又谓薤白"药之辛温而滑泽者，惟薤白为然，最能通
胸中之阳与散大肠之结"。两药相配，最能除痰行气，
再加白酒上行之力，具有通阳散结、行气祛痰的作
用，可治疗胸阳不振，痰阻气滞之胸痹。故常被历代
医家作为胸痹治疗的基本方。近年来经方热的兴起，
关于瓜蒌薤白白酒汤方药的各种研究也日益增多，本
文尝试对此做一梳理。

1. **历代评论** 《医门法律·痹证诸方》云："胸
痹之症，人所通患。仲景于《金匮》出十方以治之，
然不明言也。盖胸如中太空，其阳气所过，如离照当
空，旷然无外。设地气一上，则室塞有加。故知胸痹
者，阳不主事，阴气在上之候也。仲景微则用薤白白
酒，以通其阳；甚则用附子干姜，以消其阴，以胸痹
非同他患，补天浴日，在医之手眼耳。后世总不知胸
痹为何病，昌特发明于乙集胸寒痹痛条下。文学钱尊
王，胸中不舒者经年，不能自名其状，颇以为虑。昌
投以薤白汤，次日云：一年之病，一剂而顿除。抑何
神耶？昌不过以仲景之心法为法耳，何神之有。然较
诸家之习用白豆蔻、广木香、诃子、三棱、神曲、麦
芽等药，坐耗其胸中之阳者，亦相悬矣。"

《医宗金鉴》云："寸口脉沉而迟，沉则为里气滞，迟则为脏内寒，主上焦脏寒气滞也。关上小紧而疾，小为阳虚，紧疾寒痛，是主中焦气急寒痛也。胸背者，心肺之宫城也。阳气一虚，诸寒阴邪得以乘之，则胸背之气痹而不通，轻者病满，重者病痛，理之必然也，喘息、咳唾、短气证之必有也。主之以栝蒌薤白白酒汤者，用辛以开胸痹，用温以行阳气也。"

《金匮要略论注》云："人之胸中如天，阳气用事，故清肃时行，呼吸往还，不愆常度，津液上下，润养无壅。痹则虚而不充，其息乃不匀而喘，唾乃随咳而生。胸为前，背为后，其中气痹则前后俱痛，上之气不能常下，则下之气不能时上而短矣。寸口主阳，因虚伏而不鼓，则沉而迟；关主阴，阴寒相搏，则小紧而数，数者，阴中挟燥火也。故以栝楼开胸中之燥痹为君，薤白辛温以行痹着之气，白酒以通行荣卫为佐。其意谓胸中之阳气布，则燥自润，痰自开，而诸证悉愈也。"

《金匮玉函要略辑义》云："薤白，《本草》，辛苦温。《别录》云：温中散结气。杜甫薤诗云：衰年关膈冷，味暖并无忧。可见其以辛温，而散胸膈中之结气也。白酒，注家无解，似指为酒之白者。然《灵》经筋篇，以白酒和桂云云，且饮美酒。由此观之，白酒非常酒。《千金方》用白浆一斗。《外台》亦引仲景《伤寒论》载本条云栝蒌薤白白酒汤主之，而方中则用白酒，程敬通云：音再，酢浆也。知白酒即是酢浆，今用米醋极验。"

《金匮玉函经二注》云："寒浊之邪滞于上焦，则阴其上下往来之气，塞其前后阴阳之位，遂令为喘息、为咳唾、为痛、为短气也。阴寒凝泣，阳气不复自舒，故沉迟见于寸口，理自然也。乃小紧数复显于关上者何耶？邪之所聚，自见小紧，而阴寒所积，正足以遏抑阳气，故反形数。然阳遏则从而通之，栝楼实最足开结豁痰，得薤白、白酒佐之，既辛散而复下达，则所痹之阳自通矣。"

《金匮要略方论本义》云："师遂为明其脉以立法，曰：胸痹之病，喘息咳唾，胸背痛，短气，寸口脉沉而迟，关上小紧数，栝蒌薤白白酒汤主之。胸痹则喘息咳唾，气结不行而上逆也。胸背痛，短气，阴寒之邪乘虚客于上部，实邪故作痛，气阻故短气也。诊之寸口脉沉而迟，阳微弱于上也，关之上小紧数，阴邪袭其位，为寒故紧而又原有阳分之热参其间，故又数也。纯是阴阳互位，寒热相掺之证，主之以栝楼实，苦以降气也；薤白独多用，升阳散聚也；白酒更多用，温中和血也。徐徐煎取，温温再服，缓以治上，汤以荡邪也。诚治胸痹之善术也。"

《金匮要略心典》云："胸中阳也，而反痹，则阳不用矣。阳不用，则气之上下不相顺接，前后不能贯通，而喘息、咳唾、胸背痛、短气等证见矣。更审其脉，寸口亦阳也，而沉迟则等于微矣；关上小紧，亦阴弦之意，而反数者，阳气失位，阴反得而主之，《易》所谓阴凝于阳，《书》所谓牝鸡司晨也。是当以通胸中之阳为主。薤白、白酒辛以开痹，温以行阳；栝楼实者，以阳痹之处，必有痰浊阻其间耳。"

《绛雪园古方选注》云："胸痹三方皆用栝楼实、薤白，按其治法却微分三焦。《内经》言：淫气喘息，痹聚在肺。盖谓妄行之气随各脏之内因所主而入为痹，然而病变有不同，治法亦稍异。止就肺痹喘息咳唾、胸背痛短气者，君以薤白滑利通阳，臣以栝楼实润下通阳，佐以白酒熟谷之气上行药性，助其通经活络，而痹自开。若转结中焦，而为心痛彻背者，但当加半夏一味和胃而通阴阳。若结于胸胁，更加逆气上抢于心，非但气结阳微，而阴气并上逆矣，薤白汤无足称也，须以枳实、厚朴先破其阴气，去白酒之醇，加桂枝之辛，助薤白、栝楼行阳开痹，较前法之从急治标，又兼治本之意焉。"

《医略六书·杂病证治》云：胸中阳气不化，浊阴乘间窒塞，故倚息喘促，咳唾引胸背痛焉，谓之胸痹。栝楼实搜涤胸中痰垢之痹结，薤白头解散胸中滞气之闭散，白酒温行暖胃，以壮清阳之布，正如离照当空，阴霾自灭也。俾痹结顿开，则阳气化而窒塞通，何患胸痹喘息之不去，咳嗽引痛之不除哉！此搜涤垢腻之剂，为胸痹咳唾引痛之方。

《金匮悬解》云："胸痹之病，凡喘息咳唾即胸背疼痛、短气、喘促，寸口之脉沉而迟，关上之脉小而紧数，是中气不通，浊阴上逆，气道痞塞而不通也。栝蒌薤白白酒汤，栝蒌涤瘀而清烦，薤白、白酒开壅而决塞也。"

《金匮方歌括》云："方中用瓜蒌开胸结；薤白宣心阳；尤妙在白酒散痹通阳，引气血环转周身，使前后之气贯通无碍，则胸中旷若太空，有何胸痹之患哉？"

《王旭高医书六种·退思集类方歌注》云："薤白滑利通阳，瓜蒌润下通阴，佐以白酒熟谷之气，上行药性，助其通经活络，而痹自开。胸中阳也，而反痹，则阳不用矣。阳不用则气上下不相顺接，其津液必凝滞而为痰，故喘息咳唾、胸背痛、短气等证见矣。脉紧沉迟为阳虚之验，故主以通阳。"

《医方论》云："薤白通阳，栝楼散团结之气，再加白酒以行气血自能消阴翳而开痹结。故不必用辛散耗血之品，以伤至高之元气也。"

2. 现代药理研究　近年来对瓜蒌薤白白酒汤的药理研究较多，研究发现瓜蒌、薤白有扩张血管，抗缺氧，保护缺血心肌，抑制血小板聚集，降低血液黏度等作用。通过现代实验还发现瓜蒌薤白白酒汤具有改善心血管方面的诸多作用，如能扩张冠脉，增加冠脉流量；改善氧供和心肌能量供给；降低外周血管阻力，改善血液循环；能使心肌收缩力减弱，心率减慢，减少氧耗等。

（1）抗凝和溶纤作用：吴雪茹等[1]通过凝血实验、体外溶纤实验研究发现瓜蒌薤白白酒汤可对小鼠凝血时间和体外纤维蛋白产生影响。如加味瓜蒌薤白白酒汤能显著延长小鼠凝血时间，与阴性对照组比较有显著差异（$P<0.05$）；能降低体外纤维蛋白重量，与阴性对照组比较有显著差异（$P<0.05$）。

（2）对血液流变学的影响：瓜蒌薤白白酒汤可降低脑卒中大鼠血小板聚集率，降低血液黏稠度，改善模型大鼠脑组织病理状态[2]。

瓜蒌薤白复方及各单味药均有不同程度地降低大鼠全血红细胞压积和高、低切血液黏度的作用，大剂量作用尤为明显[3]。

（3）对心肌缺血缺氧的保护作用：周波等[4]研究发现瓜蒌薤白白酒汤对家兔心肌缺血再灌注损伤的心肌有保护作用，其机制可能与抑制 MDA 的生成有关，但不能增强 SOD 的活性，低剂量药物组疗效优于高剂量组。

吴波等[5]研究发现 4 种不同配比组方瓜蒌薤白白酒汤提取物均能延长异丙肾上腺素作用的小鼠常压缺氧存活时间，并能对抗垂体后叶素所致的大鼠急性心肌缺血作用。

李明明等[6]研究发现瓜蒌薤白白酒汤剂量对大鼠采用结扎心脏冠状动脉左前降支法复制心肌缺血再灌注损伤模型产生的心肌缺血再灌注损伤有保护作用，且在一定范围内，剂量越高，保护作用越强。

曹红等[7]发现，瓜蒌薤白的醇提取物可明显延长常压耐心肌缺氧模型小鼠的存活时间，且对离体豚鼠心脏均具有明显的扩冠作用，并均可抑制由 ADP 诱导的血小板聚集。

（4）对心脏功能的影响：陈彬等[8]通过大鼠心功能及血液流变学实验结果发现，瓜蒌薤白药对及单味药瓜蒌均可显著降低 MAP、LVSP、dp/dt-max、Vmax 等心功能指标；明显降低红细胞压积、血液黏度和抑制血小板聚集等作用。在阻止 LVEDP 升高和抑制血小板聚集两方面，药对的整体作用明显强于各单味药，体现了配伍的优越性。

（5）对血小板聚集黏附的影响：黄咏梅等[9]实验发现，高剂量瓜蒌薤白汤加减浸膏对新西兰兔血小板的黏附性有显著性影响。该方对胶原或 ADP 诱导的家兔体外血小板聚集有显著抑制作用，并呈量效关系。腹腔注射（10~20g/kg）复方，对胶原或 ADP 诱导的大鼠血小板聚集也有明显的抑制作用。

（6）对缺氧性肺动脉高压的影响：刘建秋等[10]研究发现，瓜蒌薤白半夏汤能明显提高大鼠的血清过氧化氢酶（CAT）、全血谷胱甘肽过氧化物酶（GSH-Px）的活性和降低血清过氧化脂质（LPO）的含量，能够明显降低常压缺氧性肺动脉高压大鼠增强的脂质过氧化反应，纠正失衡的抗氧化物酶。

（7）对动脉粥样硬化作用的影响：王剑等[11]研究发现瓜蒌薤白半夏汤可降低新西兰兔粥样硬化病变动脉壁硫酸软骨素蛋白聚糖、硫酸皮肤素蛋白聚糖含量，从而减轻动脉粥样硬化病变，但降低血脂作用不明显。

（8）对肺纤维化作用的影响：宋建平[12-14]等研究发现瓜蒌薤白汤能明显减轻平阳霉素所致的大鼠肺泡

炎及纤维化程度，抑制肺纤维化大鼠支气管肺泡灌洗液（BALF）中层粘连蛋白（LN）、Ⅲ型前胶原（PC-Ⅲ）含量的增高。并能提高肺组织及血清中超氧化物歧化酶（SOD）的活力，清除下呼吸道上皮层的慢性炎症过程中产生的过多自由基，减轻平阳霉素所致的大鼠肺泡炎及纤维化程度，抑制肺组织中转化生长因子β1过度表达。

（9）对降脂作用的影响：孙文娟等[15]研究发现各产地长梗薤白提取物均能明显降低高脂血症家兔血清总胆固醇（TC）、甘油三酯（TG）和低密度脂蛋白（LDL-C）含量，显著升高高密度脂蛋白（HDL-C）含量和HDL-C/TC比值，同时能显著降低高脂血症家兔的过氧化脂质（LPO）。

贺立勋[16]发现瓜蒌、薤白各自能显著降低高血脂小鼠模型血清总胆固醇（TC）、血清甘油三酯（TG）、低密度脂蛋白胆固醇（LDL）、动脉硬化指数（AI），且两者联用降低更明显。

3. 临床治验

（1）冠心病：张玉焕[17]对35例冠心病患者运用当归四逆汤和瓜蒌薤白白酒汤联合心脑康治疗并进行疗效观察。

组方：瓜蒌10g，薤白12g，桂枝12g，附片6g，赤芍 15g，太子参 12g，当归 18g，炙甘草 10g，干姜 10g，茯苓 12g，红花 6g，煅牡蛎 30g，每日一剂，用水煎至 300ml，分早晚二次服，心脑康每日 3 次，每次 2 粒，一个月为一疗程，连服 2~3 个疗程。

服药 2 个疗程后，显效 15 例，改善 16 例，无效 4 例，总有效率为 88.6%，35 例患者全血比黏度血浆比黏度，纤维蛋白及红细胞压积治疗前后相比均有显著性降低。

（2）冠心病心绞痛：刘义祥[18] 对 42 例心绞痛患者在常规西医的基础上增加瓜蒌薤白白酒汤进行治疗。

组方：全瓜蒌 20g，薤白、麦冬、赤芍、郁金各 15g，西洋参、红参、酸枣仁、木香各 8g，丹参、五味子、当归、柴胡各 10g，黄芪 30g，三七 4g，甘草 6g，白酒适量。水煎服，1 剂/日，分两次服用。3 个月为一个疗程。

治疗后，观察组患者的心绞痛发作次数为（0.4±0.1）次/天，心绞痛发作持续时间为（2.7±1.4）min/次；对照组患者的心绞痛发作次数为（1.8±0.4）次/天，心绞痛发作持续时间（5.6±2.1）min/次；观察组患者的心绞痛发作次数以及发作持续时间均优于对照组，差异有统计学意义（$P<0.05$）。

（3）冠心病合并血脂异常：李德军等[19]对 43 例冠心病合并血脂异常患者在对照组西医药物辛伐他汀片 20mg，1 次/晚的治疗基础上，给予中医瓜蒌薤白白酒汤治疗。

组方：瓜蒌 15g，薤白 10g，丹参 10g，桂枝 10g，甘草 5g，白酒 15g，用水煎取 400ml，1 剂/日，分早晚 2 次服用，治疗 4 周。

治疗后，观察组总有效率为 93.0%（40/43）高于对照组为 74.4%（32/43），两组患者之间存在差异（$P<0.05$）。两组患者血脂水平各项指标均较治疗前有所改善，观察组改善程度优于对照组，差异有统计学意义（$P<0.05$）

此外，不少医家对运用瓜蒌薤白白酒汤治疗取得显效的病例进行了报道，除了心血管疾病外，还在慢性支气管炎、糜烂性胃炎、神经官能症、陈旧性胸内伤、急性胆囊炎、十二指肠溃疡、乳腺炎等方面取得了满意效果。

参 考 文 献

［1］吴雪茹，吴启端，符惠燕. 加味瓜蒌薤白白酒汤抗凝和溶纤作用的实验研究［J］. 时珍国医国药，2009，20（1）：88-89.

［2］卞海，王雅娟，李亚军，等. 瓜蒌薤白白酒汤对缺血性脑卒中模

型大鼠血液流变学的影响［J］. 中药材，2014，37（2）：303-306.

［3］方永奇，吴启端. 加味瓜蒌薤白汤对心血管药理作用研究［J］.
中国实验方剂学杂志，1999（4）：19-21.

［4］周波，仲维娜，陈飞，等. 瓜蒌薤白白酒汤对心肌缺血再灌注损
伤 SOD、MDA 变化的新探讨［J］. 中医药学报，2009，37（6）：
48-50.

［5］吴波，陈思维，王敏伟，等. 瓜蒌薤白白酒汤提取物抗心肌缺血
缺氧及最佳处方的筛选［J］. 中草药，2000，31（11）：844-845.

［6］李明明，黄芳，韩林涛，等. 瓜蒌薤白白酒汤对大鼠心肌缺血再
灌注损伤的保护作用［J］. 中国实验方剂学杂志，2013，19
（16）：188-192.

［7］曹红，陈思维，王敏伟，等. 不同制备工艺的瓜蒌薤白提取物药
效学比较［J］. 中成药，2001，23（11）：814-816.

［8］陈彬，张世玮. 瓜蒌薤白药对对大鼠心功能及血液流变学的影响
［J］. 南京中医药大学学报，1996（2）：26-28.

［9］黄咏梅，邓景赞，肖加尚. 瓜蒌薤白汤加减浸膏的药效学研究
［J］. 中药材，2004，27（9）：667-669.

［10］刘建秋，王国华. 瓜蒌薤白半夏汤对肺动脉高压氧自由基的影响
［J］. 中医药学报，1997（2）：55-56.

［11］王剑，黄水清，徐志伟. 瓜蒌薤白半夏汤对兔动脉粥样硬化模型
主动脉蛋白聚糖的作用［J］. 中国动脉硬化杂志，2008，16
（4）：290-292.

［12］宋建平，楚瑞芬，刘方州，等. 栝蒌薤白汤对肺纤维化大鼠支气
管肺泡灌洗液中层粘连蛋白、Ⅲ型前胶原含量的影响［J］. 北京
中医药大学学报，2002，25（4）：29-30.

［13］宋建平，田黎，李瑞琴，等. 瓜蒌薤白汤对肺纤维化大鼠肺组织

及血清中超氧化物歧化酶活力的影响［J］. 河南中医，2005，25
（8）：22-24.

［14］宋建平，李瑞琴，李伟，等. 瓜蒌薤白汤对肺纤维化大鼠肺组织
中转化生长因子 β1 表达的影响［J］. 北京中医药大学学报，
2005，28（2）：40-43.

［15］孙文娟，赵珉，刘洁，等. 保定、亳州、定州 3 产地长梗薤白提
取物对实验性高脂血症家兔的脂质调节作用［J］. 中风与神经疾
病，2002，19（5）：284-285.

［16］贺立勃. 瓜蒌、薤白降脂作用的析因研究［J］. 中医药导报，
2002，8（4）：205-205.

［17］张玉焕. 当归四逆汤和瓜蒌薤白白酒汤联合心脑康治疗冠心病疗
效观察［J］. 光明中医，2003，18（5）：29-30.

［18］刘义祥. 瓜蒌薤白白酒汤对冠心病心绞痛的疗效观察［J］. 临床
医药文献电子杂志，2016，3（57）：11409-11410.

［19］李德军，李桂明. 瓜蒌薤白白酒汤加味辅助治疗冠心病合并血脂
异常疗效观察［J］. 中医临床研究，2015（27）：56-57.（朱杭
溢撰）

名老中医盛增秀胸痹验案说解

全国名老中医药专家盛增秀从事中医临床和科研
工作五十余年，学验俱丰。在随师学习和临证过程
中，深感盛师临床经验丰富，治验良多，兹择其治疗
胸痹的验案及体会报道如下，以飨读者。

[案例]

例1：心脉瘀阻血不养心胸痹案

许某某，女，77岁，2014年12月4日初诊。

既往有脑外伤史，经治后头晕已减，现感胸闷，夜寐甚劣，血压138/75mmHg（服用降压药后）。西医诊断冠心病。脉弦硬，舌苔薄白。证属心脉瘀阻，血不养心，遂令失眠胸闷，治宜活血通脉、理气宽胸、养心安神。方用冠心2号合瓜蒌薤白汤化裁。

丹参15g、降香9g、当归12g、川芎6g、夜交藤20g、茯神10g、炙远志6g、炒枣仁12g、砂仁（后下）5g、炙薤白10g、瓜蒌皮9g、石菖蒲9g、炙甘草6g　7剂

二诊（2014年12月11日）：心脉瘀阻，血不养心，前投活血通脉、理气宽胸、养心安神之剂，夜寐改善，胸闷犹存。脉象弦硬偶有歇止，舌质偏红，中有裂缝。治守原法。

丹参18g、降香9g、当归12g、川芎6g、夜交藤20g、茯神10g、炙远志6g、砂仁（后下）6g、炒枣仁12g、全瓜蒌9g、炙薤白10g、石菖蒲9g、枳壳9g、麦门冬10g、炙甘草6g　7剂

三诊（2014年12月18日）：药后胸闷夜寐明显改善，脉象弦硬偶有歇止，舌质红裂。再拟原法。

丹参 18g、降香 9g、当归 12g、川芎 6g、夜交藤 20g、茯神 10g、炙远志 6g、砂仁（后下）6g、炒枣仁 12g、全瓜蒌 9g、炙薤白 10g、石菖蒲 9g、枳壳 9g、麦门冬 10g、炙甘草 6g　7 剂

四诊（2014 年 12 月 25 日）：前投活血通脉、宽胸理气之剂，诸症已瘥。脉来有歇止，舌质红。治守原法。

丹参 15g、降香 9g、当归 12g、川芎 6g、夜交藤 20g、茯神 10g、麦门冬 12g、炙远志 6g、炒枣仁 12g、砂仁（后下）5g、炙薤白 10g、瓜蒌皮 9g、石菖蒲 9g、炙甘草 6g　7 剂

五诊（2015 年 1 月 8 日）：药后胸闷已瘥，寐亦转好，胃呆少纳，脉来歇止，舌苔薄腻。乃夹有湿阻食滞，再拟原法加芳香化湿，醒胃悦脾。

丹参 18g、降香 9g、当归 12g、川芎 6g、夜交藤 20g、茯神 10g、炙远志 6g、炒枣仁 12g、砂仁（后下）5g、炙薤白 10g、瓜蒌皮 9g、石菖蒲 9g、炙甘草 6g　7 剂

例 2：胸阳不旷瘀滞心络胸痹案

裘某某，女，66 岁，2015 年 2 月 3 日初诊。

心脉瘀阻，胸阳不旷，症见胸闷延及背部，脉结代。兼见右下腹部胀痛，纳食不馨，偶有嗳气，舌苔

糙腻，此乃湿食阻滞，胃失和降使然。治宜宽胸理气，活血通脉为主，兼以祛湿消食以和胃。方用冠心2号、瓜蒌薤白汤、四逆散合化。

丹参18g、降香9g、川芎6g、炙薤白12g、瓜蒌皮10g、苦参12g、甘松6g、柴胡9g、赤芍10g、炒白芍10g、枳壳9g、藿香10g、炒谷芽10g、炒麦芽10g、焦山楂15g、当归9g、炙甘草6g　7剂

二诊（2015年2月10日）：药后胸闷略减，原有慢性胃炎、溃疡病宿恙，近因服西药抗生素，以致脘腹不舒，纳食减少，大便不成形夹有不消化食物，口黏，嗳气。脉来结代，舌苔厚腻。治宜原法加重运脾消食之品。

丹参18g、降香9g、川芎6g、炙薤白10g、瓜蒌皮9g、藿香9g、佩兰叶9g、制苍术9g、川朴花6g、陈皮6g、炒谷芽10g、炒麦芽10g、炙鸡内金9g、焦山楂12g、炙甘草5g　7剂

三诊（2015年2月17日）：心胃交病，症见胸闷，脉来结代，心悸，脘腹部不舒，纳谷不馨，舌红苔腻。再拟原法。

丹参18g、降香9g、川芎6g、炙薤白10g、瓜蒌皮9g、藿香9g、佩兰叶9g、制苍术9g、川朴花6g、陈皮6g、炒谷芽10g、炒麦芽10g、川石斛9g、炙鸡

内金 9g、生山楂 12g、炙甘草 5g　7 剂

随访：先后就诊共 6 次，病情若失，自觉无不适。

按：心脉瘀阻是以上两例的主要病理症结所在，故均以冠心 2 号合瓜蒌薤白汤治之。冠心 2 号功擅通利心脉；瓜蒌薤白汤乃遵《金匮要略》治胸痹胸背痛而用。现代药理研究提示瓜蒌具有扩张冠状动脉，增加冠脉流量等作用。薤白善通胸中之阳气。方中苦参、甘松可纠正心律失常。余药皆随证加减。堪称法合、方妥、药当，是以取效。

[说解]

胸痹《金匮要略》有专篇论述，其主证是"喘息咳唾，胸背痛，短气"，甚则"心痛彻背，背痛彻心"。仲景将本病的病因病机主要归咎于胸阳不旷，浊阴凝聚所致，以瓜蒌薤白白酒汤系列方予以治疗。盛师根据临证经验，认为胸痹的症状，多见于西医学"冠状动脉硬化性心脏病"（简称"冠心病"），运用瓜蒌薤白白酒方等治疗，常获较好效果。这里特别值得一提的是，盛师鉴于冠状动脉硬化使血管腔狭窄或阻塞导致心肌缺血、缺氧，故在临床上治疗胸痹，常配合冠心 2 号（丹参、赤芍、红花、川芎、降香）等行气活血方剂以改善冠状动脉供血不足，可望提高疗

效，上述两个案例均有所体现。

说到这里，盛师还推崇《时方歌括》丹参饮。方中丹参活血化瘀，是为主药，辅檀香、砂仁通达气机，乃取"气为血帅""气行则血行"之意，功能行气活血，以达"通则不痛"之效。现代防治冠心病、心绞痛的不少新方新药，诸如冠心 2 号、复方丹参片、丹参滴丸等，多受本方的启发研制而成，足见其影响之深远，疗效之确切。同时，也反映出对古代名方的应用，应体现继承中有创新，发掘中见提高。

此外，盛师根据《金匮要略》治疗胸痹的其他方剂，如治"胸痹，胸中气塞，短气"的茯苓杏仁甘草汤、橘枳姜汤，于是认为痰浊内阻，心脉闭塞，亦是胸痹的主要成因之一，因此在治疗冠心病而见胸闷痰多，呼吸短促，舌苔白腻等症状时，应重视祛除痰浊，促使胸阳开旷，心脉通畅，诸症可解。

现代有实验研究提示：加味瓜蒌薤白汤浸膏（以瓜蒌薤白汤为基础，加赤芍、丹参、川芎、红花、降香）能显著延长小白鼠的耐缺氧时间，能明显增加离体豚鼠的冠脉灌流量及降低心率，高剂量组可显著降低血小板黏附性。

总之，盛师强调学习和应用"胸痹"的理法方药，应与心血管疾病特别是冠心病的防治有机结合起来，这样才能更好地发挥"古为今用"。当然，胸痹未可与冠心病划等号，还可涉及其他疾病，如慢性阻塞性肺疾病等，这点必须明确。（庄爱文、王文绒撰）